면역의 모든 것

과학이 밝혀낸 네 가지 유형 면역 문제 회복작전

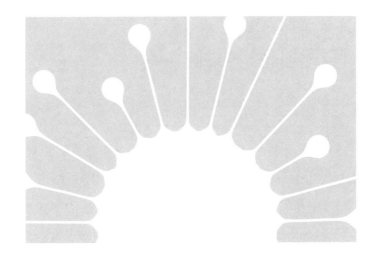

나를 **살리는** 내 몸의 **전투력**

면역의 모든 것

헤더 모데이 지음 · 최영은 옮김

KOREA.COM

면역 체계의 신비,
신체의 놀라운 방어 메커니즘

2020년은 여러 가지 의미로 우리에게 절대 잊지 못할 한 해였다. 면역학자이자 통합·기능의학 전문가인 나에게 2020년은 모두가 면역에 관해 이야기하던 해로 기억된다. 사회적 거리두기를 하면서 모인 자리마다 '사이토카인', '항원', '집단 면역' 등의 용어를 흔하게 들을 수 있었다.

코로나바이러스가 세계를 강타하기 전만 해도 면역은 그저 감기를 낫게 하여 일상생활로 더 빨리 돌아가게 하는 것 정도로만 생각되었다. 그러나 이제 사람들은 면역을 마치 구명줄인 양 바라보기 시작했다. 코로나바이러스 대유행을 겪으며 건강한 면역 체계는 곧 죽느냐 사느냐의 갈림길에서 결정 요인이 되기도 했기 때문이다.

나는 2020년 같은 해가 또 오지 않기를 바란다. 그러나 한편으로는, 드디어 사람들이 면역 체계의 역할에 존중을 보내고 관심을 기울이기 시작했다는 점에서 긍정적이라고도 본다. 우리 몸에서 최고의 방어 메커니즘이니 말이다. 면역 체계 덕분에 매일 생존할 수 있다는 분명한 사실에도 우리는 오랫동안 이를 당연시했고, 무시했으며, 심지어 남용하기까지 했다.

한번 생각해 보자. 우리는 정기적으로 건강검진을 받는다. 대장내 시경이나 유방촬영술 같은 암 검사를 받고, 콜레스테롤 수치나 혈압을 체크하여 심혈관 건강을 확인한다. 어떤 이는 영양 결핍 상태까지 확인하고, 간과 신장 상태를 살피기 위해 혈액 검사도 받는다. 하지만 병원에서 면역 체계를 검사하는 사람은 아무도 없다. 설사 궁금하다고 해도 의사조차 혼란스러운 눈빛으로 머리를 긁적일지 모른다.

면역 체계는 명백히 중요하다. 그런데 왜 면역 체계의 전반적인 건강과 유지 상태를 살펴볼 생각은 하지 않는 것일까?

관련 전문가나 연구가를 제외하고, 의학계에서 인간의 면역 체계는 수수께끼의 영역인 것도 한몫할 것이다. 나도 충분히 이해한다. 면역 체계는 무수한 세포, 수용체, 전달물질로 구성된 정말 복잡한 구조이며, 모두가 다소 위협적인 이름을 가지고 있고, 당혹스러울 만큼의 여러 숫자와 문자, 기호로 구성되어 있다.

또한 의사들 대부분이 의대생 시절 면역 체계에 대해서 많이 배우지 못했다. 나는 2학년 때 면역학 수업을 따로 들었고 시험에 통과하기 위해 충분한 지식을 습득했다. 하지만 나중에 면역학자가 되는 것을 염두에 두지 않았다면 이런 지식도 결국 뇌의 단기 기억 저장소로 분류되었을 것이다. 태아 심장의 정확한 발전 단계나 복잡한 유기 화학적 반응처럼, 분류되고 나면 바로 잊어버리는 지식이 담기는 그곳 말이다.

면역 체계의 이해를 가로막는 또 다른 걸림돌은 지난 수십 년 간 쏟아진 엄청난 양의 새로운 연구 결과들이다. 면역학 분야는 맹렬한 속도로 발전하며 우리가 현재 알고 있는 정보를 끊임없이 바꾸고 있다. 이 분야의 연구는 러시아 과학자 엘리 메치니코프Elie Metchnikoff가 1883년에 처음 기초를 확립하면서 시작되었다. 다른 학문에 비해 상대적으로 신생 분야라, 따라잡아야 할 새로운 정보의 양은 대부분의 의사들에게 벅찰 만큼 많다.

국가를 넘어서 지구촌 전체가 코로나바이러스를 이해하고 면역 체계를 무장하여 신체를 보호하려고 바쁘게 움직이는 모습을 보면, 그동안 면역이 얼마나 관심을 적게 받던 분야인지, 그리고 배울 것이 얼마나 많은지 새삼 느낄 수 있었다. 사람들은 이 바이러스 감염으로부터 안전하려면 무엇을 해야 하는지 궁금해했다. 1년 넘게 마스크를 쓰고, 손 소독제를 잔뜩 사두며, 사회적 거리두기를 하고, 사업을 중단하고, 휴가를 취소하고, 재택근무를 했다. 특정 보충제나 다소 미심쩍은 치료법에 대해 정말 효과가 있는지 온라인으로 검색해 보고, 세계적으로 경쟁이 붙은 백신 개발 뉴스에 관심을 갖기도 했다. 기저질환이 감염 증상을 악화하는 위험 요소라는 이야기를 듣고 자신이 거기에 속하는 것이 아닌지 걱정했다. 면역력을 '강화'하려고 했지만, 곧 사이토카인 폭풍이라는 '과활성화'된 면역 반응으로 사람들이 사망했다는 뉴스를 듣게 된다. 굉장히 혼란스럽지 않은가? 질문은 넘치는데 답은 적었다. 두렵고 어쩔 줄 모르는 것이 당연하다. 마치 손 쓸 새 없이 퍼지는 산불처럼, 눈에 보이지 않는 미생물을 처리할 장비조차 제대로 갖추지 못해 온 세상이 우왕좌왕하는 것처럼 느껴졌다.

면역 체계가 올바른 방식으로 적절한 시기에 활동하도록 도우려면 사실 아주 조금의 기술만 있으면 된다. 특히 코로나바이러스 같은 새로운 위협에서는 더욱 그러하다. 사실 복잡하고 불가사의한 내 몸의 면역 체계를 한 번에 확인할 수 있는 믿을 만한 검사는 없다. 이 책을 읽어 보면 알겠지만, 면역 체계는 몸 곳곳에 있다. 수시로 움직이고, 넘지 못하는 경계선이 없으며, 특정 장기에만 머무르지도 않아 측정이 불가능하다. 엑스레이 촬영으로 나오지 않고 조직검사로도 나오지 않으니 한 가지 검사로는 강점과 약점을 알 수 없다.

지금은 효과적인 코로나바이러스 백신을 빠르게 개발한 상태지만, 앞으로도 면역 체계는 또 다른 도전에 계속 맞닥뜨릴 것이다. 예를 들면 새롭게 등장할 바이러스들 말이다! 하지만 이런 위협이 다가 아니다. 그럴 리가 있겠는가. 사람들은 흔히 면역을 박테리아나 바이러스와 싸우는 것이라고만 생각하지만, 면역 체계가 하는 일은 그보다 훨씬 더 많다. 세상에 알려진 거의 모든 질병에 좋은 쪽이든 아니든 영향을 주고, 때로는 질병을 일으키기도 한다. 면역 체계는 감기나 독감 같은 미생물과 관련된 질병에 아주 깊게 관여하지만, 심장병, 폐 질환, 당뇨병, 알츠하이머병, 암에도 큰 영향을 미치며 주요 사망 원인이 되기도 한다.

신체에 이렇게 정교하고 지대한 영향을 끼치는 체계가 또 있을까? 완전한 면역 체계를 가졌다는 것은 삶의 질을 결정할 성배를 드는 것과 같다. 결국 면역 체계에 따라 우리가 질병으로 고통받다 죽을지, 아니면 건강하게 장수를 누릴지 결정된다.

내가 알레르기 전문 의사이자 면역학자로서 첫발을 내디뎠을 당시, 면역 체계를 제어하는 것이 내 의무라 여겼다. 이것이 내가 교육받은 방식이기도 했다. 나는 매일 습진, 두드러기, 천식, 축농증, 복잡한 면역 기능 문제 또는 면역 결핍 환자들을 치료했다. 치료 방식은 알레르기 약이나 주사, 스테로이드 주사나 크림, 천식 흡입기, 항생제 등 일반적인 것들이었다. 보통 이런 처방은 한동안 도움이 된다. 하지만 여러 약을 처방받은 환자 대부분이 3~4개월 후에 다시 찾아왔다. 그렇게 몇 년이 흐르면 또 다른 질환을 얻고, 통증은 전보다 더 심해져 복용하는 약의 수가 훨씬 더 많아졌다. 이 많은 약 중에는 약 부작용을 완화하는 약도 상당수였다. 새로운 음식 알레르기가 생겼고 자가면역질환, 과민성대장증후군, 발진, 만성 축농증, 관절 통증을 경험하기도 했다.

나는 소화기내과, 류머티스내과, 피부과 전문의들에게 자문을 구했지만, 그런 환자의 상황에는 어떤 식으로 치료를 이어가야 할지 몰라 다들 당혹스러워했다. 알레르기 전문 의사는 보통 일반 의사들이 해결 방법을 찾지 못하는 복잡한 상황의 답을 알고 있는 경우가 많다. 문제는 내과, 알레르기, 면역학에서 몇 년간 전통적인 교육을 받은 나 역시 당황했다는 것이다. 하지만 새롭게 부각된 이 모든 문제가 적어도 하나로 이어져 있다는 예감이 들었다.

나는 환자들에게 질문을 던지기 시작했다. 영양 상태, 스트레스 정도, 일상, 감정, 생활습관, 수면에 관해 물었다. 이들 상당수가 잠을 푹 자지 못하거나 불면증이 있거나 야간근무를 하고 있다는 사실을 알게 되었다. 일부는 영양가 없는 패스트푸드 등으로 식사를 자주 때웠고, 과거에 여러 가지 항생제를 처방받아 복용했다. 우울증이 있거나 스트레스가 많이 쌓였거나 인간관계로 힘들거나 직업 만족도가 매우 낮은 경우도 있었다.

그 당시 나는 '통합 면역학' 전문가가 아니었기에, 영양과 스트레스, 신체와 마음 건강의 상관관계, 환경 요인 등 건강에 영향을 주는 여러 요인을 면역학과 결부시켜서 파악하지 못했다. 하지만 적어도 사람들의 생활 방식과 행동이 면역 체계에 문제를 일으킨다는 사실은 확실히 알 수 있었고, 이런 사람들은 면역력과 큰 관련이 있는 고혈압, 심장병, 당뇨병 같은 질병을 앓는 경우가 많다는 사실도 깨달았다. 하지만 그때의 나 역시 약을 더 많이 처방하는 일 외에 별다른 해결책을 찾지 못하던 상태였다.

그 이후 몇 년 동안 방법을 찾기 위해 노력했다. 미국 서부의 투손에서 웨일Weil 박사가 운영하는 통합의학 과정을 수료하기로 했다. 이곳에서 한약학, 영양학, 마음 건강 개선과 같은 다양한 방법이 주는 효과를 알게 되었다. 그리고 기능의학 콘퍼런스마다 참석해서 질병의 근본 원인을 찾는 데 집중했다. 그것이 질병의 이름이나 증상에 따른 약 처방을 배우는 것보다 더 중요하다는 판단에서였다. 깊이 있는 실험과 평가를 기반으로 환자들의 생활 방식을 바꾸어 치료하는 방법에 대해서도 연구했다. 주말을 이용하거나 휴가를 내서 미국 전역에서 열리는 콘퍼런스에 참석했고, 질병의 발병과 건강을 결정하는 진짜 이유를 찾기 위해 거듭 연구했다. 그 과정에서 기능의학 자격증도 얻게 되었다. 하지만 그 당시 상황으로는 이렇게 배운 부분을 진료시 연계할 수 없었기에 새로운 길을 걷기로 결심한다. 그래서 필라델피아에 모데이센터라는 기능의학 전문센터를 열게 되었다.

나는 수천 명의 환자를 돌보며 자가면역질환 증상, 알레르기, 감염, 만성 질환 등의 여러 건강 문제를 해결해 나가고 있다. 경험에서 얻은 검증된 방식을 바탕으로, 환자들의 환경, 영양, 마이크로바이옴 건강, 수면, 스트레스 수준을 개선하여 그동안 복용하던 약도 하나씩 끊고 기분도 한결 편안해지도록 도왔다. 코로나바이러스가 유행하는 동안 기존의 병력을 개선하면서 바이러스에 저항성을 기르게 하기도 했다. 그러한 독자적인 방식은 지금까지도 잘 활용하고 있다.

이 책은 면역을 바로잡는 데 중요한 요소들만 뽑아 누구나 어디서든 따라 할 수 있는 형태로 만든 도구상자다. 내가 몇 년간 쌓아온 다양한 지식을 이 한 권으로 배울 수 있다. 당신에게 아주 유용한 내용만 담아 놓았으니 꼭 읽어 보기 바란다. 복잡한 면역 체계에서 반드시 알아야 하는 내용과, 건강을 통해 행복을 느끼게 하는 방법들이다. 결국은 이게 가장 중요한 목표 아니겠는가?

나는 지난 몇 년간 콘퍼런스, 소셜미디어, 의학 웹사이트 등에서 건강 전문가들이 전하는 면역에 관한 실용적인 조언을 많이 살폈는데, 대부분의 내용이 똑같다는 사실을 깨달았다. 수십 년간 면역 체계를 연구한 사람으로서 이런 접근 방식은 틀렸다고 확실히 말할 수 있다. 면역 체계는 하나의 선처럼 획일화되어 있지 않고, 질병을 유발하는 요소는 많다. 그러니 단순히 면역력을 '강화하자'로 끝날 문제가 아니다. 지나친 면역 활동은 만성 염증이나 자가면역질환, 심지어 알레르기까지 유발할 수 있다.

옳은 접근법은 무엇일까? 수많은 환자를 도우면서 배운 점은, 세포 단위의 생화학적 불균형이 면역 체계를 잘못된 길로 빠지게 할 수 있고, 현재 당신을 괴롭히는 질병의 원인일 수도 있다는 사실이다. 몇 년간 연구를 진행하며 환자들에게서 발견한 몇 가지 증상 패턴을 다음과 같은 네 가지 면역 유형으로 나누었다. '다발성 면역 유형', '판단 오류 면역 유형', '과활동성 면역 유형', '약한 면역 유형'이다. 틀어진 면역 체계의 균형을 바로잡으려면 우선 자신의 면역 유형을 알아야 하고, 거기에 맞게 생활 방식을 바꾸어야 한다. 그러면 면역 체계도 점차 정상 궤도로 돌아갈 것이다.

이 책은 네 가지 면역 유형이 중심을 이룬다. 그러나 앞부분에서는 현대인이 겪고 있는 면역 체계의 위기와 면역 체계의 기본 구조부터 알아볼 것이다. 그 후에는 면역학의 기초를 살짝 맛볼 예정이다. 자신의 면역 유형을 이해하려면 기본은 알아야 하지 않겠는가? 그러나 너무 걱정하지 말길! 수업은 재미있을 것이고 아마도 친구를 만나면 이 지식을 자랑해 볼 수도 있을 것이다. 이러한 기본기 외에는 전부 네 가지 면역 유형에 관련된 내용이다. 누구나 자신의 유형(하나 이상이 될 수도 있다!)을 찾을 수 있도록 자가 진단 테스트도 만들었다. 각 면역 유형별로 신체 변화를 다룬 실제 사례도 소개해 두었으니 이해하기 한결 쉬울 것이다.

그 외에도 수면, 스트레스, 장 건강, 독소 노출, 영양 같은 요소가 어떤 식으로 건강에 영향을 주고 면역 불균형을 만드는지 설명하겠다. 당신의 면역 유형에 관련된 정보와 지식을 갖추면 자신만의 '면역 회복 계획'을 세울 수 있다. 물론 면역 유형뿐만 아니라 생활 방식과 선호 방식도 고려해서 말이다. 이 책을 다 읽더라도 면역 회복 계획은 계속되어야 하니 팔을 걷어붙이고 면역 체계가 조화롭게 일할 수 있는 방법을 꾸준히 실행해 보자.

면역 회복 계획은 불필요한 염증을 억누르고, 면역 체계의 표적을 자가 세포나 무해한 알레르기 유발 항원이 아닌 확실한 적으로 돌리도록 돕는다. 그러다 보면 새로운 바이러스나 박테리아에 대한 면역력도 강해지고, 암세포와 싸울 강력한 힘도 더 얻을 수 있을 것이다. 이 책의 궁극적인 목표는 한결 즐거워진 마음으로 몸에 자신감을 가지게 하는 것이다. 면역 체계가 균형을 이루면 얼마나 기분이 좋겠는가! 병에 잘 걸리지 않고, 걸리더라도 빠르게 회복될 테니 말이다.

성가신 알레르기 문제에서 벗어나고 자가면역 문제로 고통받지도 않을 것이다. 당뇨병, 비만, 심장병과 싸우지 않아도 되고 다른 만성 염증으로 고생하지 않게 된다. 당신의 면역 체계는 회복력을 가지게 되고 당신 역시 그럴 것이다.

당신이 만성 질환을 예방하든, 자가면역 증상을 잘 통제하든, 성 가신 계절성 알레르기나 지속적인 감기, 축농증에서 자유로워지든, 이 책은 그런 모든 결과를 얻을 수 있는 도구상자를 제공한다.

나는 신체가 스스로 회복되는 경이로운 모습을 꾸준히 봐왔다. 당 신 역시 이런 경험을 할 수 있으리라 생각한다. 면역 체계는 당신을 보호하고 싶어 하지만 당신의 도움이 없이는 해낼 수 없다. 이유는 책을 읽어 보면 알게 될 것이다.

이제 자신의 면역 체계에 대한 전문가가 될 준비가 되었는가? 다 음 장으로 넘어가면서 한번 시작해 보자.

CONTENTS

PART 2
면역, 회복과 균형으로 가는 길

PART 1

당신의
면역은
무너지고
있다

1장

면역 기능의 위기

1906년 여름, 미국의 한 은행가와 가족들은 뉴욕주 오이스터 베이의 별장에 머무르며 휴가를 보내고 있었다. 바다에서 수영하고 해변에서 태닝을 하며 즐기던 시간도 잠시, 갑작스럽게 심각한 병이 생기게 된다. 결국 전원의 풍경을 즐기며 한가로이 쉬려던 가족의 계획은 11명 중 6명이 열과 설사를 유발하는 전염성 위장염에 걸리면서 모두 중단되고 만다. 이후 밝혀진 범인은 장티푸스를 일으키는 박테리아 '장티푸스균'이었다.

그 당시 장티푸스균은 물이 오염되고 위생시설이 열악한 도시의 거주민들만 걸린다고 알려져 있었다. 그러나 휴가를 갔던 은행가 가족의 사례처럼 장티푸스는 부유한 환경의 가정에서도 이후 몇 년 동안 지속해서 발생하게 된다. 이례적인 현상에 곧 역학 조사가 이루어지고, 마침내 이번 장티푸스 확산의 주범인 최초 감염자를 찾게 된다. 바로 가정 요리사 메리 말론Mary Mallon이었다. 나중에 '장티푸스 메리'라는 불명예스러운 이름까지 얻게 된 메리는 무증상 보균자였다는 사실도 밝혀진다. 그렇기에 그녀는 때로는 치명적이기까지 한 이 질병을 몇 년간 이 집 저 집으로 옮겨 다니며 자신도 모르게 아주 효과적으로 퍼트린 것이다.

미국에 항생제, 백신, 대규모 위생 시설, 공공수도 시설, 식품 위생 관리, 적절한 하수 처리 시설이 없던 시절이었다. 사실 이는 그리 오래전 일도 아니다! 20세기 초 가장 흔한 사망 원인은 폐렴, 인플루엔자, 결핵, 전염성 위장염 같은 전염성이 강한 질병이었고, 1900년대 미국의 평균 기대수명은 고작 47년이었다. 이게 무슨 뜻인지 한번 잘 생각해 보자. 불과 100년 전만 해도 미국에는 안전하고 믿을 수 있는 백신이 없었다. 알렉산더 플레밍Alexander Fleming이 페니실린을 발견하기 전이었고, 사람들이 전염병의 정확한 감염 방식이나 경로조차 모를 때였다. 1800년대 후반에서야 외과 의사가 수술 전 손을 씻기 시작했고, 20세기에 들어서야 의료 행위를 할 때 마스크와 장갑을 착용하게 되었다.

상황이 이러하니, 지금이라면 백신으로 예방하거나 항생제로 간단히 치료할 수 있는 많은 감염병에 사람들이 목숨을 잃었고, 그중에서도 아이들이 가장 취약한 상태에 놓였다. 현재는 선진 의료기술을 쉽게 접할 수 있고 이를 당연하게 여기지만, 과거에는 강한 면역력만이 치명적일 수 있는 감염병을 물리치는 유일한 보호막이었다.

감염병에서 만성 질환으로, 중심축의 이동

지난 100년간 우리는 질병의 중심축을 완벽하게 180도로 회전시켰다. 친구나 가족 중에 장염이나 매독, 결핵으로 사망한 사람이 있는지 한번 떠올려 보자. 그렇다고 감염병이 과거의 먼 일이 되었다는 의미가 아니다. 1980년대 에이즈AIDS의 확산과 전 세계를 휩쓴 코로나바이러스감염증, 항생제에 내성이 있는 '슈퍼 박테리아'의 등장을 떠올리면 잘 알 것이다. 하지만 현대 사회의 식품 산업, 의료기술, 인간의 행동은 병의 원인과 사망 원인을 근본적으로 바꾸었다. 미래에 등장할 완전히 새로운 종류의 무시무시한 바이러스를 제외하면, 감염병의 위협은 과거와 사뭇 다르게 그리 위협적이지 않다.

이러한 변화의 중심에는 백신이 있다. 1960년대까지만 해도 전국적인 백신 공급 계획은 없었고, 아이들은 디프테리아, 파상풍, 백일해, 소아마비, 천연두 등 다섯 가지 백신만 접종받았다. 이후 백신 개발이 폭발적으로 증가해 모든 어린이는 성인이 되기까지 18년간 56번의 백신을 접종하여 총 열여섯 종류의 백신을 주기적으로 맞게 되었다(한국에서는 18종의 국가필수예방접종을 실시하며, 어린이필수예방접종은 17종이다—편집자주). 백신에 대한 의견은 사람마다 다르겠지만, 적어도 이런 혁신적인 발전이 감염병으로 인한 아동 사망률을 급격히 낮춘 것은 분명 사실이다. 이는 분명 축하할 성과지만, 이제 우리는 완전히 다른 위기에 다시 놓인 듯하다. 바로 만성 질환 발병률의 가파른 상승세다. 과거보다 평균 수명이 늘었지만 동시에 만성 질환에 걸리는 사람 수 역시 그 어느 때보다 늘었다. 사실상 면역 기능에 적신호가 켜진 것이다.

우리가 처한 현실은 이렇다. 과거에 비해 어린이들이 천식, 음식 알레르기, 당뇨병, 고혈압, 자폐증, 주의력 결핍 및 과잉행동장애ADHD 진단을 받는 비율이 매우 높아졌다. 그리고 심장병, 폐 질환, 당뇨병, 알츠하이머병, 암과 같은 만성 질환이 미국을 포함한 전 세계 사망 원인 순위에서 가장 높은 자리를 차지한다.

통계는 절대 거짓말하지 않는다. 자료를 살펴보자.

- 전체 미국인 중 48%가 관상동맥질환, 울혈성 심부전, 뇌졸중, 부정맥, 고혈압, 말초동맥질환 같은 심혈관질환을 앓고 있으며, 이 병은 세계 사망률의 주요 원인으로 꼽힌다.[1]
- 약 3,450만 명의 미국인이 실명, 신장 투석, 뇌졸중, 심장병, 사지 절단 등에 이를 수 있는 제2형 당뇨병 진단을 받았다.[2] 더 충격적인 사실은, 전당뇨병이나 진단받지 않은 당뇨병 환자 수까지 합치면 1억 명에 달한다는 것이다.[3] 즉 거리에서 마주치는 3명 중 1명이 혈당 문제를 안고 있다는 말이다.
- 알츠하이머병은 600만 명의 미국인이 앓고 있는 질환이며, 2050년에는 환자 수가 1,500만 명 이상으로 증가할 것으로 예상된다.[4] 이는 뉴욕시, 시카고, 로스앤젤레스에 사는 인구를 모두 합친 수보다 알츠하이머병 환자가 더 많아진다는 의미다.
- 미국 성인의 비만 유병률은 2018년에 42.4%였으며, 30년 전 내

가 대학교 1학년이던 때보다 2배 정도 증가했다. 비만은 그 자체로 심장병, 당뇨병, 치매, 관절염의 위험도를 높인다.[5]

● 불안장애와 우울증의 상승세 역시 가파르다. 코로나바이러스 대유행 전에도 18.5%의 성인이 불안이나 우울증에 시달렸다고 한다. 지금은 그 수가 분명 더 늘어났을 것이다.[6]

● 미국국립보건원NIH은 자가면역질환을 앓는 미국인이 2,350만 명(미국 전체 인구의 7% 이상)이라고 밝혔지만, 미국자가면역질환협회AARDA는 그 수가 실제로는 5,000만 명에 가깝다고 본다.

● 미국질병통제예방센터CDC의 최근 통계에 따르면, 미국인 47%가 적어도 한 가지 이상의 만성 질환을 앓고 있으며, 이런 현상은 연간 3조 7,000억 달러의 경제적 손실을 가져온다.

매우 놀라운 통계지만, 사람들이 이런 정보에 이미 무감각해진 듯하다. 이런 상황이 너무나 일반적으로 보여서 위기의식조차 느껴지지 않는 것이다. 하지만 절대, 정상 지표가 아니다.

만성 질환은 꽤 까다로운 면이 있다. 발열, 오한, 설사 등으로 며칠간 자리를 보전하게 만드는 감염병과 달리 만성 질환은 겉으로 보고 바로 알아채기가 쉽지 않다. 당신의 주변인들을 한번 생각해 보라. 건선, 고혈압, 과민성대장증후군, 자궁내막증 같은 만성 질환을 앓는 사람이 얼마나 되는지 아는가? 당사자가 직접 말하지 않는다면 모를 일이다. 나 역시 이런 부분에서 항상 놀라고는 한다. 친구나 가족들과 수다를 떨다 느닷없이 자신이 류머티즘성 관절염이나 천식, 과민성대장증후군이라고 밝힐 때가 어찌나 많은지…. 그런 말을 들으면 나도 모르게 순진한 생각을 하게 된다. '난 왜 이제야 알았을까?'

질병의 현재 모습은 과거와 확연히 다르다. 만성 질환은 겉으로 보고 바로 판단하기가 쉽지 않다. 다양한 약으로 질병을 '통제'하면 멀쩡해 보일 수도 있다. 약으로 고통이 사라지거나 병이 낫는 것은 아니다. 그런데도 사람들은 만성 질환을 정복하기 위해 근본적으로 병을 치료하는 대신, 수십억 달러를 써대며 더 강력한 약을 개발하는 데 큰 힘을 쏟는다.

처방 약과 관련된 통계 역시 절대 거짓말하지 않는다.

- 지난 한 달간 처방 약을 복용한 미국인은 45.8%이다. 그중 24%는 세 가지 종류 이상을, 12.6%는 다섯 가지 이상을 복용했다.[7]
- 지난 한 달간 0~11세 어린이의 18.0%가 처방 약을 복용했다.
- 미국질병통제예방센터CDC에 따르면, 병원을 찾은 환자 73.9%가 약을 처방받는다.
- 지난 한 달간 18세 이상 미국인 13.2%가 항우울제를 복용했다.[8]
- 65세 이상 환자들의 비스테로이드성 소염진통제NSAID 이용률은 한때 96%까지 올라간 적도 있다.[9]
- 2018년 기록에 따르면, 마약성 진통제인 오피오이드 처방전이 1,600만 건 이상 발행되었다. 이 약을 처방받은 환자 중 약 21~29%는 오·남용하고 있고, 12%는 약에 중독되었다고 한다.[10]

- 40세 이상 미국 성인의 스타틴(콜레스테롤 수치를 낮추는 약) 복용률
  은 2002~2003년 2,180만 명에서 2012~2013년 3,920만 명(미국
  인구의 27.8%)으로 79.8% 증가했다(처방전은 2억 2,100만 건).[11]
- 미국인 1,500만 명 이상이 속쓰림으로 위산분비억제제인 PPI를
  처방받는다. 그중에서 무려 1,050만 명이 약을 먹을 필요가 없는
  데도 복용하고 있다는 놀라운 사실이 밝혀졌다.[12) 13]
- 미국질병통제예방센터CDC에 따르면, 현재 알레르기약을 먹는
  성인은 1,600만 명이고, 매년 이 약을 구매하는 미국인 수가 계
  속 증가하고 있다.

병원에서 처방받는 전문의약품이나 처방전 없이 구매할 수 있는
일반의약품이 본질적으로 나쁘다는 말은 아니다. 오히려 증상 개선
에 도움이 된다. 하지만 만성 질환을 없애는 데는 큰 힘을 발휘하지
못한다. 이런 약은 생명을 살리고 증상을 완화하지만, 그 이면에 부
작용과 중독도 존재하며, 일반적으로 만성 질환의 근본적인 원인까
지 해결하지는 못한다. 결국 약을 먹더라도 다시 병원에 가서 더 많
은 약, 또는 종류만 다른 약을 계속 처방받게 될지 모른다. 이런 이유
로 여전히 많은 사람이 고질적인 질환으로 고통을 겪는 열악한 수준
의 생활을 하고 있다.

이쯤에서 당신은 궁금할 것이다. 내가 왜 면역과 상관없어 보이는
여러 질환이나 약을 이렇게 장황하게 늘어놓는지 말이다. 이 질환이
모두 면역 체계와 상관이 있을 리 없을 텐데 하고 말이다. 설마, 아니

라고 생각하나? 당연히 상관 있다! 나는 이렇게까지 표현하고 싶다. 대부분의 만성 질환은 면역 체계가 우리에게 도움을 청하는 절규의 방식이라고, 전신으로 퍼지는 만성 염증의 형태로 호소하고 있다고 말이다.

염증이 가진 양날의 검

최근 한 환자가 내 진료실을 찾아와 이렇게 말했다. "문제가 뭔지 정확히는 모르겠지만, 몸이 너무 안 좋아요." 그 환자는 병을 진단받은 적이 없지만, 몸에 문제가 생겼음을 직감했다. 앞서 말했듯 우울증에서 심장병, 알츠하이머병, 궤양성대장염에 이르는 만성 질환은 모두 면역 체계의 영향을 많이 받는다. 그리고 언제나 염증이 문제다. '염증'이란 단어는 이 책의 마지막까지 수없이 반복되므로 당신은 이를 질리도록 듣게 될 것이다. 염증은 면역 체계의 핵심적 요소여서 여러 번 언급할 수밖에 없다. 다치거나 감염되면 면역 체계는 반격을 위해 가장 먼저 염증을 폭발적으로 일으키기 때문이다.

지금처럼 발전된 사회에서는 염증의 평판이 그다지 좋지 않다. 그러나 여기에는 다소 오해가 있다. 염증은 나쁘기만 한 것이 아니다! 염증이 생기지 않으면 몸이 스스로를 보호하고 회복할 능력을 잃어, 당신은 감기나 독감 같은 가벼운 감염이나 아주 작은 상처로도 죽을 수 있다.

쉽게 설명하면 이렇다. 다치거나 감염되면 면역 체계는 해당 부위를 보호하고 치료하기 위해 염증 반응을 일으켜서 면역 세포 군대와 기타 매개 물질을 그쪽으로 보낸다(여기에 관여하는 세포와 전달자는 2장에서 자세히 살펴보겠다). 상처가 나면 염증 반응이 일어나 그 부위가 붓거나 빨갛게 되거나 발열 증상이 생긴다. 감기에 걸리면 염증 반응으로 코나 기관지 점막에서 점액이 과다하게 분비된다. 이런 증상은 매우 성가시고 짜증이 나기도 하지만, 사실 우리 몸이 침입한 병균을 몸 밖으로 내보내고 치료하는 과정이다. 발목을 다쳤을 때 부어오르거나 통증이 없다면 별생각 없이 계속 걸어 다니지 않을까? 그러면 상처가 금방 낫기는커녕 덧날 것이다. 감기에 걸리면 점액이 분비되어서 콧물이 줄줄 흐르고 기침이 나지만, 이를 통해 병을 유발하는 병균을 잡아서 밖으로 배출한다.

완벽한 세상이라면, 부상이나 병으로 생긴 염증은 금방 사라지고, 우리가 받는 위협의 크기나 심각성도 적당한 수준일 것이다. 게다가 염증이 자취를 감추고 몸이 정상적인 상태로 돌아가도록 면역 체계는 상처 주변을 완벽하게 보호하고 치료 작업을 시작할 것이다. 하지만 안타깝게도 현실에서는 항상 이런 식으로 진행되지 않는다. 때로는 염증 반응이 너무 과하게 나타나고, 아프거나 다쳤을 때 생기는 염증의 정도가 평소보다 더 심해지기도 한다. 코로나바이러스 감염증으로 생기는 사이토카인 폭풍을 예로 들 수 있다. 이는 평소라면 위협이 사라졌을 때 가라앉아야 할 염증이 계속 유지되어 일어나는 증상이다. 비정상적인 염증 반응이 일어나면 몸에는 나쁜 영향을 주고 결국 고질적인 염증 상태로 이어져 만성 질환을 앓게 된다. 오늘날 엄청난 수의 질환이 밑바닥부터 서서히 끓어오르다 폭발한 염증으로부터 생겼고, 이런 경우는 셀 수 없이 많다.

예를 들어보자.

- 죽상경화증은 죽상(플라크)이라는 끈적끈적한 물질이 혈관 내막에 달라붙으면서 심장 혈관이 좁아지고 딱딱해지는 질환을 말하는데, 면역 체계가 혈관에 생긴 손상을 치료하려고 염증을 일으키다 발생한다. 보통 죽상은 흡연, 감염, 고혈압, 독성 화학물질, 나쁜 콜레스테롤 등으로 생성된다.

- 우울증은 높은 수치의 염증이 뇌에 있는 신경 전달 물질의 기능에 계속 영향을 주는 현상과 연관된다.

- 혈당이 높아지면 남은 당은 혈구와 혈관에 달라붙어 신체 조직에 손상을 준다. 이런 현상을 막으려고 염증을 일으키다 통제가 안 되면 당뇨병이 생긴다.

- 알츠하이머병은 주변의 유독물질, 뇌진탕, 고혈당, 수면 부족으로 발병 위험이 더 커질 수 있다. 이 질환 역시 염증으로 치료하려는 과정에서 정도가 지나쳐 뇌가 손상되면서 생긴다.

- 천식은 기도에 생기는 염증이고, 습진은 피부세포에 생기는 염증이다. 관절염은 관절에 생기는 염증이며, 크론병은 소화관에 생기는 염증이다. 관련 예시를 더 들자면 끝이 없다.

이제 확실히 알겠지만, 통제되지 않는 염증 반응이 발병의 근본적인 원인인 경우가 상당히 많다. 특히 자가면역질환을 일으키는 가장 큰 원인이다.

면역이 내 몸을 공격하는 자가면역질환

자가면역질환은 만성적이고 심신을 쇠약하게 하며 때로는 목숨까지 위협하는 질환이다. 자가면역질환의 종류는 다양하지만, 면역 체계의 통제를 벗어났다는 공통점이 있다. 이런 상태가 되면 체내에 수많은 만성 염증이 생기고, 면역 체계의 지능이 망가진다. 결국 면역 체계는 신체 조직이 마치 위험한 외부 침입자인 것처럼 공격하기 시작한다. 이와 같은 현상을 면역학 전문용어로 '면역관용(혹은 면역내성)의 상실'이라 부른다. 면역관용은 기본적으로 면역 세포가 자신의 조직을 인식해서 공격하지 않는 능력을 말한다. 만약 면역관용이 작동하지 않으면 면역 세포는 신체 내 세포를 공격하기 시작한다. 자가면역질환이 생기는 원인 중 하나가 바로 면역관용이 상실되었거나 '판단 오류 면역' 유형이기 때문이다. 판단 오류 면역 유형에 대해서는 나중에 좀 더 자세히 설명하겠다.

자가면역은 어디서든 일어날 수 있지만, 자주 생기는 위치는 내분비기관(갑상선, 췌장, 부신 등), 적혈구, 결합조직(피부, 근육, 관절 등)이다. 다음은 흔한 자가면역질환의 종류다.

- 애디슨병(부신에서 생산되는 부신피질호르몬이 부족해지는 질환)

- 셀리악병(몸 안에 글루텐을 처리하는 효소가 없어 생기는 질환)

- 피부근염(피부와 근육에 염증이 생기는 질환)

- 그레이브스병(갑상샘 기능항진증의 대표적 질환)

- 하시모토병(갑상샘 기능저하증의 대표적 질환)

- 다발성경화증(근력 약화와 감각 장애를 일으키는 질환)

- 중증 근무력증(눈꺼풀 감김, 사지근육 약화 등 특정 근육의 피로가 가속화
  되는 질환)

- 악성빈혈(비타민B12 결핍으로 발생하는 심각한 빈혈)

- 반응성 관절염(혈액, 위장관, 비뇨생식기계가 감염되어 발생하는 관절통)

- 류머티즘성 관절염(여러 관절에서 염증이 나타나는 만성 염증성 질환)

- 쇼그렌증후군(눈과 입이 마르는 질환)

- 전신홍반루푸스(피부 발진 및 관절, 혈액, 신장 등 다양한 기관에 염증이
  생기는 질환)

- 제1형 당뇨병(췌장에서 인슐린을 전혀 분비하지 못해 발생하는 당뇨병)

당신 주변에도 이상의 질환 중 하나를 앓고 있는 누군가가 있을
것이다. 그러나 그 질환의 원인이 자가면역이라는 사실은 생각조차
못 했을지 모른다. 류머티즘성 관절염을 단지 관절이 아프고 뻣뻣해
지는 질환 정도라고만 알고 있지 않았는가? 하지만 당신이 생각하
는 것처럼 그렇게 간단한 병이 아니다. 류머티즘성 관절염은 면역
세포가 건강한 관절을 실수로 공격해 고통과 변형, 부종을 유발하는

질환이다. 염증이 근본 원인이자 부작용의 결과다. 염증이 만성화되며 염증 → 자가면역 반응 → 염증 악화라는 악순환이 반복되고, 결국 삶의 질을 갉아먹는다.

좀 더 자세한 내용은 '판단 오류 면역'에 대해 설명할 때 다시 알려주겠다. 지금은 만성 염증을 가라앉히는 것이 면역 회복을 위한 아주 중요한 부분이라는 사실만 기억하자. 왜일까? 만성 염증은 신체의 내부와 외부 환경에 영향을 받을 수 있는데, 특히 너무 작아서 보이지 않는 미생물로도 충분히 촉발될 수 있기 때문이다. 장티푸스가 세상을 휩쓸던 시절은 이제 과거의 일이지만, 여전히 많은 미생물이 우리의 삶과 건강을 지배하고 있다. 이제 얼마나 많은 녀석이 그런 역할을 하는지 현미경으로 들여다보듯 샅샅이 살펴보도록 하자.

착한 미생물과 공생 '옛친구 가설'

질병의 중심축이 감염병에서 만성 질환으로 180도 회전했다고 한 말을 아직 기억하는가? 이후 '세균 박멸'이란 목표에 집착한 나머지 만성 질환의 발병률이 급격하게 상승했다고 생각하는 사람들이 많아졌다. 1989년 영국의 의학자 데이비드 스트라찬David Strachan은 자신의 신념을 담은 논문을 영국의 한 의학저널에 기고한다. 그는 아이들의 알레르기 비염(또는 꽃가루 알레르기)과 습진이 핵가족화와 어린 시절의 낮은 감염 수와 연관이 있다고 언급하였다.[14] 그의 주

이론은 어릴 때 감염병에 적게 노출될수록 커서 알레르기가 생길 확률이 더 높다는 것이다. 처음에는 별다른 이목을 끌지 못했던 그의 이론은 과학자와 언론인 사이에 널리 알려지며 '위생 가설'이란 별칭이 붙게 된다. 그는 소독에 중점을 둔 환경을 배경으로 이런 가설을 세웠다. 즉 소독약, 항생제, 손 세정제와 더불어 깨끗한 물과 공공 위생시설, 개인의 위생 습관으로 오히려 사람들이 알레르기 질환이나 '과활동성 면역'을 얻을 확률이 높아졌다는 말이다. 참고로 과활동성 면역은 과도한 알레르기 반응을 의미한다.

위생 가설은 어느 정도 일리가 있다. 병원체가 일으키는 감염병을 예방하거나 치료하는 데만 관심이 쏠려서 오히려 역효과가 났다는 부분이다. 위생 가설에 따르면, 감염에 노출되는 빈도가 부족하면 면역 체계가 살균된 환경에 너무 익숙해져 그것이 꽃가루나 먼지처럼 무해한 것일지라도 외부에서 받는 모든 자극에 과도한 공격을 하게 된다는 것이다. 지난 30년간 천식과 알레르기 환자가 엄청나게 증가했으며, 이런 현상은 대부분 서구화되고, 부유하고, 기술적으로 더 선진화된 국가면서 '위생 관념'이 더 두드러진 곳에서 나타났다는 사실을 증거로 들고 있다.

이쯤에서 반드시 짚고 넘어가야 할 부분은, 위생 가설이 100% 옳다고 할 수 없다는 점이다. 왜냐고? 이번 코로나바이러스 감염증 대유행을 한번 생각해 보자. 당신은 이 가설대로 지금 당장 비누와 소독제를 버리고 바이러스에 노출되어야 할까? 그렇게 간단하게 풀 수 있는 문제가 아니다. 알레르기의 원인은 외과의사이자 미생물학자인 그레이엄 룩Graham Rook 박사가 제안한 '옛친구 가설'에서 더 타당하고 포괄적인 내용을 찾아볼 수 있다.

위생 가설에서 파생된 룩 박사의 가설에 따르면, 면역 체계의 성장 기틀은 위험한 미생물이 아니라 공생하는 미생물로 마련된다. 공생 미생물에는 유익한 박테리아, 곰팡이, 원생동물, 바이러스 등이 있다. 이들은 수천 년간 우리 몸에서 공존해 왔고, 상상 이상의 다양한 방식으로 건강에 영향을 준다. 소화관 속에 박테리아가 살고 있다는 말은 이미 많이 들어봤을 것이다. 보통 '장 마이크로바이옴'(장내 세균총)이라 불리는 이 '착한 녀석들'은 사실 피부와 입, 부비강, 폐를 포함한 여러 기관에 다량 서식하고 있고, 그 수가 수백조에 달한다. 체내 마이크로바이옴 속 박테리아의 유전자 수는 인간 유전자 수보다 200배나 더 많다.

이 '옛친구'들은 과연 어디서 왔을까? 우리는 세상 밖으로 나오기 전까지 엄마 뱃속에서 무균의 환경 속에 있었다. 하지만 자궁에서 나오는 순간부터(자연분만으로 산도를 빠져나오든 제왕절개로 나오든 상관없이) 착한 미생물을 만나게 되고, 이들은 체내로 들어와 성장 발달하기 시작한다. 그리고 얼마 지나지 않아 모유를 먹고 부모와 스킨십을 하면서 유익한 미생물을 더 받아들이게 된다. 그뿐인가? 자라면서 풀밭에 눕고, 개나 고양이를 키우고, 먼지가 있는 바닥에 뒹굴며 놀고, 형제자매와 접촉하면서(주위에 사람이 많을수록 접촉하는 박테리아 수는 늘어난다!) 좋은 미생물을 더 많이 만나게 된다. 의사들이 자연분만과 모유 수유를 권장하는 이유는 아기를 유익한 미생물에 많이 노출해서 건강한 마이크로바이옴 환경이 조성되도록 하려는 의도였다.

건강한 미생물은 건강한 면역 체계가 형성되도록 돕고, 조절T세포라고 하는 면역 세포를 자극한다. 조절T세포의 정확한 역할은 다음 장에서 알아보도록 하고, 지금은 우호적인 미생물이 조절T세포로 하여금 체내 환경에 좀 더 '관용'적인 자세를 취하도록 유도한다는 점만 기억하자. 미생물의 이런 행동으로 우리는 알레르기, 자가면역질환, 만성 염증을 피할 수 있다. 이 부분만 잘 알아도 과도하게 살균된 분만 환경과 너무 깨끗한 어린 시절(먼지가 쌓인 곳에서 놀지 못하게 하거나 반려동물을 키우지 못하게 하고 손 세정제와 알코올로 열심히 소독하는 환경에서 자란 시절)이 면역관용의 성장을 막을 수 있다며 많은 연구자와 과학자가 우려하는 이유를 이해할 수 있을 것이다.

그렇다고 어릴 때 아주 지저분한 곳에서 살고, 매일 아파야 하며, 미생물에 노출되려고 손을 절대 씻지 않을 필요는 없다. 다행 아닌가? 대신 적정한 위생 습관을 통해 위험한 세균으로부터 몸을 보호하면서 '좋은 미생물'에 많이 노출되는 데 집중해 보자. 특히 면역이 전혀 없는 새로운 바이러스인 코로나바이러스가 여전히 기승을 부리는 지금 같은 상황일 때 말이다.

당신의 면역 유형이 다발성 면역이든 판단 오류 면역이든 과활동성 면역이든 약한 면역이든 상관없이, 면역 체계의 재균형을 위한 큰 과제는 현재 공생하는 38조 개의 박테리아와 건강한 관계를 구축하는 것이다. 우선 인간은 이런 미생물에게 어느 정도 존중하는 마음을 가져야 한다. 그리고 미생물이 자신의 역할을 잘 해내도록 도와야 한다. 그렇지 않으면 면역 체계 역시 우호적으로 반응하지 않을 것이다! 그래서 책 후반부에 한 챕터를 모두 투자하여 체내에 서식하는 미생물과 더 공생적인 관계를 유지하는 방법을 담아 놓았다.

세균 박멸? 면역 강화의 진실

인간은 미생물을 너무 쉽게 생각하여 '모든 세균을 죽이자'라는 단순한 접근법을 택했고, 결국 역습을 맞게 되었다. 안타깝게도 면역 체계의 건강을 최적화하려다 똑같은 함정에 빠지는 경우가 또 있다. 면역 '강화'를 찬양하는 기사나 블로그, 상품 광고가 어찌나 많은지, 내가 이런 글을 읽을 때마다 1달러씩 받는다고 하면 나는 아마 내년쯤 일을 관두고 열대 휴양지에서 호화롭게 살고 있을지도 모른다. 그러나 확실히 알아두어야 할 부분이 있다. '면역력이 약하다'면, 당연히 면역 반응을 강화하는 방법이 도움된다. 그러나 어느 부분을, 얼마나, 어떤 방식으로 강화해야 하는지도 반드시 알아야 한다. 단순히 면역 체계의 활동을 늘리려는 노력이 항상 좋은 결과만 가져오지 않기 때문이다.

당신이 알레르기나 천식이 있다고 가정해 보자. 이 증상은 면역 체계의 활동이 지나쳐서 나온 결과이기 때문에 절대 '강화'해서는 안 된다. 면역 반응이 너무 활발해 자신의 조직을 공격한다면 면역 활동이 오히려 적을수록 몸에 이롭다. 핵심은, 면역 체계를 강화하는 데 천편일률적으로 통하는 접근 방식은 없다는 것이다. 그런 식의 접근은 아주 복잡하게 얽힌 면역 체계의 기능에 대한 모욕이며, 인간마다 서로 다른 특이성을 무시하는 일이다. 길을 찾고 싶다면 현재 자신의 위치를 먼저 알자.

이 책에는 당신이 더 자세하고 정확한 사실을 알고, 나은 선택을 하도록 돕는 내용이 대부분을 차지한다. 내 목표는 당신의 면역 유형은 어디에 속하는지 찾도록 안내하는 것이다. 자신의 유형을 정확히 알아야만 면역 반응을 더 강화할지, 안정시킬지, 아니면 다른 방향으로 이끌지 알 수 있다. 이게 끝이 아니다. 더 깊게 생각해 봐야 할 부분도 있다. 면역 체계의 불균형은 언제나 한 가지 이유만으로 발생하지 않는다. 나중에 나올 '네 가지 면역 유형 퀴즈'를 풀어 보면 하나 이상의 유형에 속할지도 모른다. 아주 자연스럽고 흔한 결과이므로 놀랄 필요가 없다. 면역 이상과 관련한 문제에서는 도미노처럼 한쪽이 불균형을 이루면 다른 부분도 연달아 흐트러지는 경우가 다반사다.

반가운 소식! 면역은 선천성보다 후천성

지금까지 우리는 여러 무시무시한 통계와 거친 현실을 살폈다. 솔직히 별로 좋은 소식은 아니다. 즉각적인 관심이 필요한 면역 기능의 위기 속에 지금 우리가 처해 있다는 사실은 의심할 여지가 없다.

나쁜 소식만 있는 것은 아니다. 면역 체계는 신체의 다른 체계처럼 굉장히 유동적이기 때문이다. 수십억 개의 면역 세포는 매초 사멸하고 변화하고 재탄생한다. 즉 면역 건강을 오롯이 유지하고 완벽한 회복력을 가질 기회가 매일(심지어 매시간!) 있다는 말이다. 방법은 생활 방식과 식단, 습관, 환경을 바꾸는 것이다.

보통 내가 이렇게 말하면 많은 환자가 회의적인 표정을 짓고는 한다. 나도 안다! 평생을 알레르기나 자가면역질환, 만성 질환으로 고생한 사람이라면 자신의 몸이 이미 통제에서 벗어났다는 생각을 바꾸기가 어려울 테다. 그리고 여기까지 읽은 당신은 이런 생각이 들 것이다. 이미 우리 사회에 깊숙하게 들어와 있는 과한 위생 관념, 약물 의존, 면역 '강화' 노력을 상당 부분 버리고 새로운 기반을 마련하려면 또 얼마나 노력해야 할까? 하지만 너무 걱정하지 않아도 된다. 당신이 면역에 대한 지식이 부족한 세상에 살더라도, 삶을 괴롭히는 질병으로 매일 힘들더라도, 지금까지 면역 체계를 망가뜨리는 행동만 했더라도 괜찮다. 면역 체계의 행동을 재설정하고 수정할 수 있는 능력을 이미 충분히 갖추고 있으니.

내가 이렇게까지 확신하는 이유는, 식단과 생활 방식을 바꿔서 면역 체계의 균형을 맞춘 수백만 명의 환자들을 직접 보았기 때문이다. 또한 연구를 거듭해 나갈수록 면역 건강에 관련된 문제라면 모두 충분히 통제할 수 있다는 사실을 알게 되어서다. 당신이 여전히 약으로 만성 질환을 관리하는 세상에 살고 있기에, 이 이야기가 아주 생소하게 느껴지고 회의적인 생각까지 들 것이다. 충분히 이해한다. 아직도 많은 의사, 특히 전문의들은 생활 방식의 개입으로 얻는 놀라운 결과를 한심할 정도로 잘 모른다. 이들이 4년간 의대를 다니면서 이수한 영양학 수업은 총 25시간도 안 되며, 의대 중에 영양학을 전공 수업으로 지정한 곳은 20%도 채 안 된다.[15] 의과대학을 다니며 이런 식의 교육으로는 절대 환자들을 치료할 수 없다는 사실을 몸소 체험한 사람으로서, 나는 이 문제를 누구보다도 잘 안다고 자부한다.

상황이 이렇다 보니 의료계는 영양과 운동, 심신 회복으로 병을 치료하려는 행위를 일명 '대체 의학'의 범주로 넣고, 관련 의료인을 '초자연적인 것을 믿는 사람'이라 치부해 버렸다. 요가 수행자나 녹즙을 챙겨 마시는 사람, 크리스털 애호가들과 마찬가지라고 말이다. 그러나 생활 방식 변화는 이런 '초자연적인' 현상에 기대는 행위와 다르며, 근거가 충분한 진정한 치료제다.

연구 결과는 절대 거짓말하지 않는다. 금연, 적절한 체중 유지, 규칙적인 운동, 건강한 식사 이 네 가지 건강 습관을 지니면 흔하고 치명적인 만성 질환 발병을 약 80% 줄일 수 있다. 퍼센트를 다시 확인해 보자. 80%라니!

구체적인 근거를 살펴보자.

- 하루에 과일과 채소 800g 이상 먹는 습관은 세계적으로 매년 780만 명의 조기 사망을 예방할 수 있다.[16]
- 스트레스는 만성 질환 발병의 75~90%에 관여한다.[17]
- 주변에 있는 여러 화학물질은 난소암, 전립선암, 유방암, 조기 폐

경, 정자 질 감소, 난임, 심장병, 비만, 당뇨와 연관성이 있다(이외
에도 수많은 관련 질환이 있다).

- 설탕이 전체 칼로리의 17~21%를 차지하는 경우, 8%를 차지하
  는 사람보다 심혈관질환으로 사망할 확률이 38% 더 높다.[18] 또
  한 당(특히 설탕이 들어간 음료)을 과도하게 섭취한 사람이 류머티즘
  성 관절염 같은 자가면역질환을 겪을 위험은 더 크다.[19]
- 하루에 적어도 15분 이상 신체 활동을 하는 사람은 수명이 3
  년 더 늘어난다. 운동이 알레르기성 염증을 감소하는 데 도움이
  된다는 연구 결과도 있다.[20]

이 통계는 생활 방식과 환경의 변화로 건강 상태를 얼마나 개선
할 수 있는지 보여주는 몇 가지 예시일 뿐이다. 어쩌면 이런 노력이
유전적 소인보다 더 중요할지 모른다. 최근 몇 년간 후성유전학이란
학문이 큰 인기를 얻고 있다. 이 학문은 환경과 행동의 변화로 유전
자 발현을 조절하는 방법에 초점을 둔다. 후성유전학('유전자를 넘어선'
요소를 주제로 하는 학문이라 말할 수 있겠다)에 따르면, 생활 방식을 바꾸면
유전자 발현 방식을 바꿀 수 있다고 한다. 즉 세포분열 방식과 생성
되는 단백질의 종류, 심지어 후손에게 전달될 유전 물질의 종류까지
바꿀 수 있다는 의미다(그렇다. 당신이 건강하지 못한 생활을 하면 자녀에게도
영향을 줄 수 있다). 우리는 불변의 DNA를 가지고 태어난다고 알고 있
지만, 이 학문은 생활 방식이라는 요소로 만성 질환이 발병하지 않
도록 확실한 변화를 이끌 수 있다고 말한다. 정말 놀라운 소식이다.

결국 당신이 특정 질환에 대한 유전적 소인(비만이나 유방암, 알츠하이머병 등)을 타고났더라도 실제 발병하지 않도록 충분히 통제할 수 있다는 말이다. 환경에 변화를 주면, 당신의 유전자 발현 방식도 바뀌어서 면역 건강도 제자리를 찾게 될 것이다.

면역의 위기, 정면으로 대응해 보자

서점에는 건강해지는 법이나 만성 질환을 예방하는 법 등을 다룬 책이 이미 가득하다. 하지만 이런 책들에는 허점이 있다. 바로 만성 질환의 근본 원인이 사람마다 다르고 면역 체계가 이런 질환과 아주 밀접한 연관이 있다는 사실을 잊고는 한다는 점이다. 질병을 치료하고 건강을 지키는 완벽한 방식으로 생활 습관의 한 가지 기술(요가, 명상, 단식 등)이나 한 가지 식단(저지방 식단, 키토제닉 식단, 구석기시대 식단, 곡물 프리 식단, 지중해 식단 등)만 권장하는 책이 많다. 물론 눈에 띄는 부분이 있고 주장을 뒷받침하는 연구들도 보이지만, 한 가지 방식이 모든 사람에게 절대적으로 맞거나 틀릴 수는 없다. 나중에 소개할 네 가지 면역 유형을 보면, 어떤 사람에게 고통을 줄 수 있는 생활 방식이나 영양 계획이 다른 사람에게는 건강한 삶을 살 수 있는 치료제가 되기도 한다는 사실을 알게 될 것이다.

그래서 이 책은 개개인의 특성에 잘 맞도록 더 정교하게 접근하였다. 습관과 환경, 식단을 바꾸는 정확한 방법을 자세히 알아보고,

당신의 면역 체계가 다시 균형을 되찾도록 집중해 볼 것이다. 이를 통해 신체는 적절한 수준으로 염증을 유지하고 주변 미생물과 더 건강한 관계를 맺으며, 유전자가 최적의 발현을 할 수 있는 환경을 조성할 수 있을 것이다.

내가 말하는 건강한 면역 체계라는 개념이 다소 과장되게 들릴 수도 있다. 그러나 면역 체계가 자신의 역할을 충실히 해낼 때는 생명을 구하지만, 반대의 경우가 되면 무능력해지고 엄청난 파괴력을 보이기도 한다. 면역 체계의 세포는 인간이 개발한 그 어떤 약보다 강력하다. 예를 들어 어떤 세포는 박테리아에 특정 물질을 주입해 없애 버리기도 하고, 어떤 세포는 해로운 기생충을 발견하면 그대로 먹어 버리기도 한다. 그러나 이 세포들이 이식된 장기를 거부하거나 적혈구를 공격하거나 아나필락시스 쇼크를 일으키기도 한다. 육안으로 보이지도 않는 수많은 세포가 하는 일이 꽤 인상적이지 않은가?

면역 세포가 하는 일은 무수히 많다. 이들은 피부에 닿거나 콧속으로 들어오거나 목으로 내려오는 모든 물질을 하루도 빠짐없이 감시한다. 매일 맞닥뜨리는 1억 개의 바이러스와 박테리아에 감염되지 않도록 예방은 필수이기 때문에, 면역 체계는 우리가 미처 알아채기도 전에 침입자에 맞서 활성화하고 염증 상태로 들어가며 없애야 할 것은 제거하면서 문제를 해결한다.

면역 문제가 점점 더 심각해지는 큰 이유는 면역 체계가 하는 복잡한 작업을 깊이 이해하게 되는 데만 수년이 걸리기 때문이다. 호르몬이나 뇌를 공부하는 것처럼 면역 체계 또한 배울 양이 어마어마하다. 그러나 다행스럽게도 지난 몇십 년간 우리는 면역 체계의 활동 인자들이 건강을 위해 어떤 식으로 서로에게 적응하고 어떤 역할을 하는지 이미 배운 부분도 꽤 된다. 그러니 면역 균형 회복에 아주 중요한 부분인 면역 체계의 기본부터 체계적으로 다시 배워 보자. 다음 장에서 기본 수업을 시작해 보도록 하겠다.

2장

면역의 기초,
면역 군대 이해하기

인간의 면역 체계는 의학계에서 여전히 풀어야 할 수수께끼가
많은 영역이라고 말한 것을 기억하는가? 수많은 세포와 수용체, 전
달자로 구성된 면역 체계는 아무리 머리가 좋은 사람이라도 어려워
할 영역이다. 당신이 몇 년을 들여 복잡한 면역 체계를 열심히 공부
했더라도 새로 나온 연구 결과나 보고서를 읽으면 다시 머리를 긁적
이며 갸우뚱하게 될 것이다.

하지만 면역 체계에 대한 기본적인 이해가 중요하니 한번 도전해
보자. 이미 코로나바이러스 감염병 대유행을 겪으며 느끼지 않았는
가? 부족한 지식과 자신감 때문에 우리는 건강을 위협하는 바이러
스의 심각성을 이해하지 못했고, 우리가 겪을 위험을 계산하지 못했
으며, 자신을 보호할 수 있는 결정을 내리는 데 주춤했다. 이때의 우

리는 우왕좌왕했고 준비가 부족했으며 일이 닥치고서야 뭔가를 서둘러 하려고 했지만 할 일은 너무 많아 보였다.

좋은 소식이 있다. 면역 체계에 대한 요약본만 있으면 충분히 기본을 배울 수 있다. 이 요약본으로 네 가지 면역 유형에 속하게 된 원인을 이해하고 면역 체계의 균형을 제자리로 돌리는 계획을 세울 수 있다. 이번 장에서는 면역 체계가 하는 일과 다발성 면역 유형, 판단 오류 면역 유형, 과활동성 면역 유형, 약한 면역 유형이 되면 신체에서 어떤 일이 벌어지는지 쉽고 간략하게 알아볼 예정이다. 하지만 그전에 먼저 당신이 한 번도 들어보지 못했을 개념을 몇 가지 소개하려고 하니 조금만 기다려주길! 당신이 중간에 책을 덮고 싶을 만큼 어려운 내용 대신 꼭 필요한 정보만을 담았다.

당신의 면역 군대

면역 체계를 비유하는 말은 수없이 많지만 내가 생각하기에 '군대'(몸속 당신만의 군대 말이다)라는 표현만큼 적절한 단어가 있을까 싶다. 우리는 외부와 단절되어 살 수 없으니 다치거나 병에 걸리는 위협을 종종 받는다. 그러니 우리 몸속에는 이러한 위협에 맞설 재빠르고 똑똑하여 효율적으로 싸울 수 있는 체계가 필요하다. 즉 당신을 보호하자는 공동의 목표하에 함께 활동할 전사들이 갖추어져야 한다. 그래서 군대라는 말이 가장 적절하다고 판단했다.

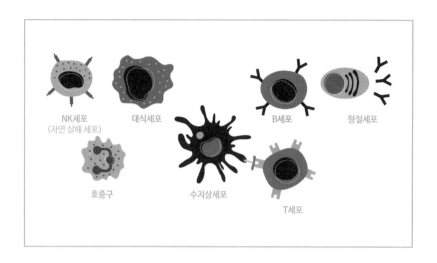

NK세포
(자연 살해 세포)

대식세포

B세포

형질세포

호중구

수지상세포

T세포

태어날 때는 몸속 군인들이 아직 미숙한 상태다. 그래서 대부분 태아 시절, 모체에서 받은 항체와 모유에서 얻은 항체에 의존해 감염되지 않도록 몸을 보호한다. 앞에서 배웠듯, 아기는 생후 한 달간 우호적인 미생물을 얻게 된다. 즉 태어나자마자 당신의 면역 군대는 이미 군인을 뽑아서 훈련하기 시작했다는 말이다. 군대가 여러 부대로 나뉘듯 면역 체계도 하위 부대로 나뉜다. 크게는 '선천 면역'과 '획득 면역'이 있다. 부대마다 목표와 특정 역할, 무기, 대화 체계는 다르지만, 공통적으로 신체를 가장 효율적으로 보호하기 위해서 협력하는 일을 수행한다.

먼저 선천 면역 체계를 알아보자. 이 부대는 면역 체계 최전방에서 근무하는 군인들로 구성된다.

최전방부대인 '선천 면역 체계'

당신이 밖에서 조깅을 하다가 연석에 걸려 넘어지며 무릎이 찢어졌다고 가정해 보자. 그 순간 더러운 길바닥에 있던 박테리아가 찢어진 피부 사이로 들어간다. 다행히 당신 몸에는 하루도 빠짐없이 밤낮으로 순찰하는 선천 면역 세포가 많다. 이들은 박테리아, 바이러스, 곰팡이, 또는 다른 침입자들이 나타내는 공통된 특정 패턴과 신호를 인식할 수 있다.

선천 면역 체계는 '비특이적 면역'을 책임지는데, 항원에 대해 일반적인 보호 반응을 시작한다는 의미다. 항원은 대부분의 침입자 표면에 있는 분자이며, 이를 선천 면역이 인식한다. '선천'이란 말 자체가 '타고난' 또는 '자연 발생적인' 것을 뜻하기 때문에 선천 면역은 태어날 때부터 갖추게 되는 것이고, 평생 마주치는 다양한 박테리아에 반응하면서 발달하는 체계가 아님을 바로 추측할 수 있다. 선천 면역은 자라면서 점차 약해진다. 그래서 코로나바이러스 감염병이 아이들에게는 거의 영향을 주지 않는 반면, 노인들에게 심각한 증상을 일으키게 한다.

선천 면역은 모든 침입자와 상처에 맞서는 일선 방어막으로 유해물질을 가장 먼저 차단하거나 배출하도록 돕는다. 다음은 선천 면역 체계의 종류와 역할이다.

● 기침 반사작용은 몸을 자극하거나 감염시킬 만한 물질을 배출하

도록 돕는다.

- 눈물과 피부 기름에는 다양한 효소가 존재한다.
- 점액은 박테리아 같은 작은 입자를 가두고 몸 밖으로 배출하도록 돕는다.
- 피부는 내부와 외부의 물리적 장벽 역할을 한다.
- 위산은 음식과 물을 통해 들어온 미생물을 죽이는 일을 돕는다.

선천 면역 체계의 세포는 박테리아나 바이러스, 기생충 등의 여러 외부 물질에 있는 공통적인 분자나 항원에 반응하도록 훈련받는다. 신체 곳곳에 배치되어 수시로 순찰하며 잠재적 위협이 있는지 살피는 군인이라고 생각하면 된다. 선천 면역 체계의 강점은, 문제가 되는 부위에 더 전문화된 세포가 도착하기 전까지 외부 미생물에 아주 빠르게 반응하여 몸 전체로 퍼지지 않도록 막는 것이다. 그래서 넘어져 찢어진 상처를 통해 들어온 나쁜 박테리아가 혈류를 타려고 하면 선천 면역 체계는 이를 바로 인식하고 즉시 알람을 울려서 모든 수비군을 깨운다.

선천 면역의 군인들:
식세포(대식세포, 호중구, 수지상세포), NK세포

선천 면역 군인 중에서도 특히 중요한 역할을 하는 세포가 있다.

바로 '전문 식세포'라 불리는 이들이다. 나는 1980년대생이라 면역 체계를 보면 내가 어릴 때 유행했던 게임인 '팩맨'을 연상하고는 한다. 적을 큰 입으로 삼키던 팩맨처럼 식세포도 먹어 치우는 일을 정말 좋아한다. 식세포의 스펠링인 'Phagocyte'에서 'Phago'는 그리스어로 '먹다'라는 뜻이고 'cyte'는 '세포'란 의미다. 말 그대로 이 세포는 전문적으로 먹는 자다(꽤 괜찮은 직업 아닌가!).

식세포 중에서 가장 중요한 역할을 하는 세포는 대식세포, 호중구, 수지상세포다. 이름만 봐도 알겠지만, 대식세포는 정말 커다란 식세포다. 이 세포는 피부, 폐, 장 같은 조직을 다니며 잡아먹을 만한 위험한 침입자가 없는지 유심히 살핀다. 그리고 먹는 일이 바쁘지 않다면 면역 체계의 쓰레기 수거인을 자처하여 세포 찌꺼기를 깨끗이 청소해 신체가 최상의 상태를 유지하도록 돕는다. 대식세포는 혼자서 일을 처리하기 조금 버거워지면 면역 체계의 다른 세포에게 지원을 요청하기도 한다(이때 여러 가지 복잡한 매개 물질을 통해 일을 처리하는데, 이들은 잠시 후에 배워 보자).

이때 호중구가 참여한다. 호중구는 면역 체계의 자살특공대와 같다. 다시 말해 '죽기 위해' 태어난 존재라고나 할까. 물론 상대에게 치명적인 손상을 입히기 전까지는 절대 죽지 않지만 말이다. 호중구가 정해진 장소에 모습을 드러내면 바로 병원체를 삼켜서 그 안에 독성 물질을 주입한다. 그리고 병원체를 물처럼 녹여버린다. 흥미로운 사실 하나는 호중구가 병원체를 녹이는 과정에서 나오는 것이 바로 고름이다. 그래서 감염되면 상처에서 노르스름하거나 푸르스름

한 액체가 나온다. 하지만 고름은 조직에 상처를 입혀서 2차 손상을 가할 수 있다. 조금이라면 상관없지만, 호중구가 만들어 내는 고름이 빨리 해결되지 않으면 계속해서 감염이 일어난다. 이 해로운 고름은 끈질기게 붙어서 몸에 심각한 손상을 주고 만성 염증을 일으킨다.

이제 별 모양의 '수지상세포'를 소개할 차례다. 이 세포를 빼고는 선천 면역 체계를 다 이야기했다고 말할 수 없을 정도로 아주 흥미로운 군인이다. 이 세포는 선천 면역 체계와 획득 면역 체계 사이에서 운반자 역할도 한다. 침입자인지 먼저 맛을 본 후 사로잡는다는 점에서는 대식세포와 꽤 비슷하지만, 완전히 먹어 치우지 않고 서둘러 획득 면역 체계의 세포에게 데려간다. 그리고 더 전문화된 세포가 이미 교육받은 지식으로 침입자를 어떻게 처리할지 결정한다. 수지상세포는 보통 신체 내부와 외부 사이의 경계에 머무르며 피부, 코, 폐, 위장관을 수시로 순찰한다.

선천 면역 부대의 또 다른 대원은 군인과 잘 어울리는 이름을 가진 'NK세포'(Natural Killer Cell, 자연 살해 세포)다. 전투에서 아주 강력한 무기를 선보이며 여러 종류의 감염과 싸우지만, 특히 바이러스와의 싸움에 특화되어 있다. 그래서 이 세포에 대해서 유전적 결함이 있는 사람은 특정 바이러스를 제대로 통제하지 못하는 문제를 겪는다. 구순포진이나 사마귀를 일으키는 헤르페스바이러스와 인유두종바이러스 같은 것들이다. NK세포는 암세포도 식별하여 암세포가 복제하여 퍼지기 전에 없앤다. 그 힘이 얼마나 치명적인지, 바이러스에 감염된 세포나 암세포에 효소를 주입해 '자살'하도록 지시한다.

선천 면역 체계에는 이처럼 다양한 군인들이 많이 있다. 이들은 하루도 쉬지 않고 돌아다니며 위험한 침입자와 암세포를 없애고 그 과정에서 나온 찌꺼기를 깨끗이 청소하며 일한다. 마치 복잡하고 긴밀하게 얽힌 물류센터 같지 않은가? 그렇다! 우리의 면역 체계가 정교하게 짜인 커뮤니케이션 네트워크란 사실이 얼마나 다행인가! 이런 체계가 없다면 면역 세포들은 진격 명령 없이 외부 침입에 갈팡질팡 돌아다니는 무리에 불과했을 것이다.

면역 세포 간 메신저, 사이토카인이 만드는 멋진 세상

모든 통신탑, 일반전화, 디지털망, 우편서비스가 중단된다면 어떤 일이 벌어질까? 어떤 혼란이 생길지 상상만 해도 몸서리가 쳐진다. 당연한 사실이겠지만, 통신 수단이 하나도 없다면 사회는 붕괴할지 모른다. 면역 기능에서는 사이토카인이 이런 중대한 역할을 맡는다. 사실 이 물질의 속도를 따져보자면 5G는 아무것도 아닐 것이다.

사이토카인이라는 물질은 면역 세포 간 전달자 역할을 하며, 알려진 종류만 해도 100개가 훌쩍 넘는다. 면역 세포는 모두 표면에 있는 수용체를 통해 서로 다른 사이토카인 메시지를 분비하고 전달받는다. 마치 통신탑이나 와이파이 라우터처럼 말이다. 사이토카인은 '사이토카인 폭풍', 장기 이식 거부 반응, 패혈성 쇼크 같은 위험한 염증 문제를 일으키기도 해서 보통 평판이 나쁘다. 하지만 이 물질을 좀 더 포괄적으로 살펴본다면 무조건 비판하는 것이 얼마나 불공평한지, 신체를 지나치게 단순화해서 바라보는 관점이 본질을 얼마나 흐리는지 알게 될 것이다. 수많은 염증성 사이토카인과 조절 사이토카인, 항염증성 사이토카인이 인간의 생명과 건강, 균형을 유지하기 위해 매일 열심히 일하고 있기 때문이다.

사이토카인은 정확히 무엇이며, 대체 얼마나 많은 걸까? 만약 내가 사이토카인의 종류를 모두 나열한다면 아마 당신은 보기만 해도 어지러울 것이다(사이토카인의 종류는 정말 많고, 거기에서 또 하위 종류로 나뉘며, 100개 이상의 비슷한 이름과 기호가 있어 매우 헷갈린다). 다행스럽게도 사이토카인을 모두 기억할 필요는 없다. 단지 당신이 어떤 면역 유형에 속하는지, 어떻게 고칠 수 있는지와 관련된 종류만 알아두면 된다. 그리고 사이토카인이 올바른 신호를 보내면 면역 체계의 크나큰 자산이 되지만, 틀어진 신호를 보내면 면역 문제를 일으켜서 네 가지 면역 유형에 속하게 할 수 있는 큰 원인을 제공하게 된다는 사실만 기억해 두자. 이제 우리가 알아야 하는 사이토카인의 세 가지 큰 줄기를 살펴보겠다.

체온을 올려 미생물과 싸우게 하는 인터류킨

인터류킨ILs에는 40개의 물질이 있으며, 체내에 발생한 모든 감염과 싸우기도 하고 면역 반응을 가라앉히기도 하는 중요한 역할을 담당한다. 그중에서 가장 대표적인 역할이 열을 내는 것이다. 체온이 올라가면 미생물과 싸우는 데 도움이 된다. 인터류킨은 선천 면역 체계와 획득 면역 체계의 다양한 세포에서 분비된다. 적정한 수를 유지하면 큰 힘을 발휘하지만, 통제를 벗어나게 되면 종종 만성 염증과 알레르기를 일으키고, 결국 한 가지 이상의 면역 유형에 속하게 한다.

SOS 신호를 보내는 인터페론

인터페론IFNs은 바이러스와 종양을 막는 데 핵심적인 역할을 한다. 인터페론은 기본적으로 알파α, 베타β, 감마γ 세 가지가 있으며, 이름은 바이러스와 암세포의 증식에 '개입interfere'하는 능력에 의미를 두고 붙여졌다. 인터페론은 바이러스에 감염된 세포나 암세포가 도움을 요청하면서 분비하는 물질이기 때문에 SOS 신호와 같다. 즉, NK세포나 대식세포 같은 다른 세포에게 얼른 와서 이 나쁜 녀석들을 없애 달라고 요청하는 신호가 된다. 이 물질은 또한 몸이 아플 때 열이나 몸살 증상에 부분적으로 관여한다. 인터페론 요법은 암이나 감염 치료에 도움이 되며, 다발성경화증과 류머티즘성 관절염같이 인터페론의 신호 오류로 발생하는 자가면역질환에는 특정 인터페론 차단요법을 적용한다.

암세포를 공격하는 종양괴사인자

이름을 보면 알겠지만, 종양괴사인자TNF는 암세포를 없애는 데 도움을 준다. 바이러스나 박테리아와 싸우는 데도 참여한다. 종양괴사인자는 감염이 발생하면 대식세포가 호중구나 NK세포 같은 다른 세포를 싸움에 참여시키기 위해 분비하는 물질이다. 염증을 일으키는 침입자와 싸우기 위해 특정한 종류의 T세포(잠시 후 바로 나올 획득 면역 체계의 아주 중요한 세포)가 분비하는 핵심 사이토카인이기도 하다. 만약 종양괴사인자가 보내는 신호가 제대로 된 방향으로 가지 않는다면 일부 자가면역질환에서 보듯이 신체 조직을 파괴하는 참사를 일으키기도 한다. 그래서 크론병과 류머티즘성 관절염 치료 약에는 보통 종양괴사인자의 신호를 차단하는 효과가 들어 있다.

휴! 이게 전부다. 너무 어렵지는 않았으리라 생각한다. 나중에 당신의 면역 유형을 살펴본 후에는 생활 방식이라는 요인이 사이토카인 신호체계에 어떤 식으로 영향을 주는지 훨씬 깊게 이해할 수 있을 것이다.

특수부대인 '획득 면역 체계'

선천 면역 체계는 항원에 관련된 모든 문제에서 신체를 보호하는 아주 대단한 일을 한다. 이렇게 우리 몸은 위협이 감지되는 순간 바로 행동에 옮기기도 하지만 때로는 그걸로 충분하지 않을 때도 있다. 박테리아와 바이러스는 꽤 교활한 면이 있어서 신체 방어막을 교묘하게 피하기도 하고 좀 더 저항력 있는 병원체로 둔갑해서 우리의 선천 면역 체계를 속이고 압도하기도 한다. 이런 경우 선천 면역의 군인들은 지원부대를 요청해야 한다.

다행히 우리 몸에는 나쁜 녀석들의 도전에 바로 적응하여 능수능란한 전투 기술을 보여주는 세포도 있다. 이들은 좀 더 정교한 방식으로 침입자들을 찾아내고, 같은 항원이 몇 년 또는 몇십 년 뒤에 나타날 때를 대비하여 기억세포를 만들어 두기도 한다. 군인으로 비유하자면, 적을 무너뜨리려 하지만 혼자 감당하기 힘들다 싶으면 지원군을 요청하고, 특별 훈련을 받은 동료 군인들이 와서 함께 물리치는 형식이다. 고도로 훈련된 군인인 획득 면역 세포는 '후천적'으로, 특정 항원에 특이적으로 반응하는 면역성을 보인다.

획득 면역의 군인들: B세포, T세포

획득 면역은 항원에 특화되어 있고, 박테리아에 지속적으로 노출되면서 평생 얻는 면역이다(그래서 '후천 면역' 또는 '특이 면역'이라 부르기도 한다). 획득 면역 체계에는 메모리 기능이 있어서 특정 감염병에 한 번 걸리면 같은 감염병에 다시는 걸리지 않게 만들기도 한다. 백신은 이런 기능을 이용해 개발된 물질이다. 획득 면역은 신체가 자신의 조직과 외부 침입자를 구분하여 인식하도록 돕기 때문에, 자가 면역질환 예방에도 아주 중요하다. 이런 활동에 필요한 대표적인 세포는 두 가지로, 림프구라 부르는 B세포와 T세포다.

몸의 데이터 수집가, B세포와 항체

B세포는 두 가지 면에서 아주 놀라운 세포다. 첫 번째는 기억력이 매우 뛰어나고, 두 번째는 항체를 형성한다는 것이다. 항체는 바이러스나 박테리아 표면에 있는 특정 항원에 대한 반응으로 생성되는 단백질이다. 항체가 생기면 같은 감염을 일으키는 병에 대한 면역력을 가지게 된다. 미성숙한 B세포는 여러 종류의 바이러스와 박테리아를 구분하는 잠재력을 가진다. 특정 항원과 접촉하기 전까지는 활동하지 않고 림프샘에 머문다. 그러다가 항원(보통 감염된 세포나 박테리아 표면에 있는 항원)과 만나면 림프샘에서 나와 혈류로 들어가 형질세포나 기억세포 두 가지 중 하나로 분화한다.

'형질세포'라 부르는 B세포로 분화하면 특정 항원에 대한 항체를 대량 생산하는 작업에 들어간다. '기억세포'로 분화하면 같은 항원이 다시 들어왔을 때 빠르게 몸을 보호할 수 있게 몇 년간 체내에 남는다. 이미 예상했겠지만, 이 두 세포의 역할을 보면 백신이 특정 감염에서 오랫동안 효력을 발휘할 수 있고, 수두나 전염성 단핵증 같은 질병에 한 번 걸리면 다시 앓지 않게 되는 이유를 알 수 있다.

조금 전에 말했듯 형질세포의 역할은 항체(면역글로불린) 생성이다. 항체는 특정 침입자를 인식하고 잡아서 표식을 남기는 일을 한다. 그러면 다른 면역 세포가 그 표식을 보고 해당 침입자를 없앤다. 항체에는 몇 가지 '종류'가 있는데 모습과 활동이 모두 다르다. 가장 중요한 역할을 하는 이들은 IgM, IgG, IgA, IgE이다.

IgM(면역글로불린M)은 항원에 대항하는 '1차 방어선'이다. 다른 면역 세포가 파괴하도록 침입자에 표식을 남기는 데 탁월하다. 그러나 IgM은 수명이 짧아서 B세포는 IgM을 만든 뒤 바로 IgG(면역글로불린G)를 만들기 시작한다. IgG는 항원에 대항해 더 오래 보호 활동을 할 수 있는데, 몇 년 또는 심지어 평생이 되기도 한다. IgA(면역글로불린A)는 입, 폐, 부비강, 위장관 같은 곳의 점막 표면 전체를 덮고 있어야 해서 몸에서 가장 많은 수를 자랑한다. 보통 혈류를 따라 떠돌기보다는 제자리에 머물러 있다. 마치 백악관을 지키는 덩치 큰 경호원처럼, IgA는 반갑지 않은 손님, 특히 바이러스로부터 몸을 보호하는 중요한 역할을 한다. 마지막으로 IgE(면역글로불린E)는 '알레르기 항체'다. 기생충의 침입에서 몸을 보호하는 데 특화되어 있어, 못된 벌레와 아메바를 인식하고 표식을 남긴다. 그러면 다른 세포가 와서 이들을 분해한다. 그러나 균형이 무너지면 히스타민과 같은 물질을 분비해 음식 알레르기나 계절성 재채기, 콧물, 천식을 일으켜 당신을 매우 성가시게 한다.

당신이 '와! B세포는 정말 중요하구나'라고 생각한다면, 딩동댕, 정답이다! 하지만 이들이 다는 아니다. B세포만으로는 획득 면역 체계를 다 운영할 수 없다. B세포 역시 앞서 배운 사이토카인이라는 훌륭한 전달 체계가 필요하다. 예를 들면 B세포는 사이토카인의 신호에 따라 림프샘염(임파선염)에 맞서 IgG를 만들고, 대개 어린이집에서 옮아오는 로타바이러스(장염을 유발하는 바이러스)에 맞서 IgA를 만들며, 당신이 인도에 여행을 갔다가 감염된 기생충에 맞서 IgE를 만든다.

B세포는 또한 획득 면역 체계의 다른 중요한 세포의 도움이 필요하다. 바로 T세포다. T세포는 네 가지 면역 유형에 가장 근본적인 영향을 준다. 당신이 알레르기가 있는지, 박테리아와 바이러스에 대한 효과적인 반응체계를 갖추고 있는지, 심지어 염증성 질환이나 자가 면역질환을 얻을지에 이 세포가 모두 관여한다.

면역 체계의 장군, T세포

T세포는 B세포나 B세포가 만들어내는 항체 못지않게 놀라운 기능을 한다. 획득 면역에서 진정한 힘을 가진 '중심인물'이라고 할 수 있다. T세포의 주요 유형에는 '보조T세포'(도움T세포)와 '살해T세포' 두 가지가 있다. 걸출하고 다재다능한 보조T세포는 면역 반응이 활성화되도록 돕고 촉진하는 기능을 한다. 그 역할이 어떤지는 1980년대 AIDS 유행 당시 끔찍했던 결과를 보면 알 수 있다. HIV(인체면역결핍바이러스, Human Immunodeficiency Virus)는 보조T세포만 공격하여 파괴했고, 그 결과 심각한 면역 결핍이 일어나 HIV 양성 반응 환자들은 평소라면 금방 나을 사소한 질병으로도 사망하게 되었다.

면역 체계에서 데이터 분석가 같은 보조T세포는 이렇게 1980년대 후반부터 많이 알려졌다. 이 세포는 앞에서 배웠던 대식세포나 수지상세포 같은 선천 면역 체계가 보내는 메시지를 전달받는다. 그리고 메시지를 번역해 어떤 문제가 발생했는지 신체에 알려준다. 보조T세포는 다음과 같은 질문에 답을 준다. '지금 우리가 처리해야 하는 것이 무엇인가? 곰팡이, 기생충, 박테리아, 바이러스 중 어떤 것인

가? 신체 어느 부분에 문제가 발생하였나? 어떤 면역 세포에게 알려야 하는가?'

T세포가 일단 정보를 얻고 나면 다음 일은 일사천리로 진행된다. 침입자의 종류에 따라 보조T세포의 네 종류 중 하나가 생성되어 일을 맡는다. 다시 말해 T세포는 '순수한' 상태로 있다가 병원체를 만나면 한 가지 종류의 보조 세포로 분화한다. 이 과정의 목적은 모두 면역 체계가 정확하고 효과적으로 감염을 해결하여 염증을 가라앉히는 데 있다. 하지만 분화된 보조T세포는 네 가지 면역 유형을 일으키는 주요 원인이 되기도 한다. 여러 종류의 T세포를 만들다 보면 가끔 어떤 패턴에 갇히기도 하기 때문이다. 같은 종류를 너무 많이 만들어내는 바람에 균형이 깨지는 식이다. 보조T세포는 Th1, Th2,

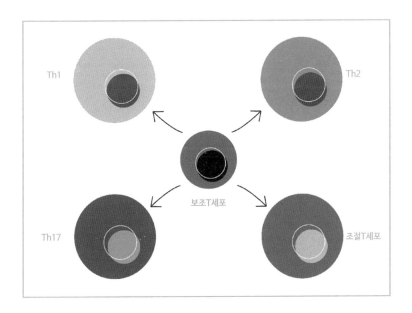

Th17, 조절T세포 이렇게 네 가지로 나뉘는데, 이 중에서 하나라도 너무 많이 생성되면 면역 반응의 방식이 바뀌게 되어 여러 증상과 질환을 유발할 수 있다.

설상가상으로 보조T세포가 일단 Th1, Th2, Th17, 조절T세포 중 하나에 너무 집중해 버리면 다시 되돌릴 수 없는 상황이 되기도 한다. 사이토카인을 계속해서 분비하여 증식을 유도하게 되고, 결국 눈덩이 효과가 발생하는 것이다. 이 문제를 제대로 해결하지 못하면 네 종류의 세포가 균형을 제대로 이루지 못하거나, 한쪽이 장악해 버리게 되어(일명 'T세포 극성') 사이토카인의 신호에도 영향을 준다. 이에 당신은 다발성, 판단 오류, 과활동성, 약한 면역 유형에 속하게 되는 것이다.

이번에는 살해T세포에 대해 알아보자. 이 세포는 선천 면역 체계의 NK세포처럼 감염된 세포를 즉시 파괴한다. 살해T세포는 바이러스, 암세포, 손상된 세포 같은 특정 침입자를 인식하는 특수한 능력을 지닌다. 그리고 자신의 힘만으로 이들을 전부 파괴한다. 살해T세포는 정상적으로 활동하면 아주 유용하지만, 균형이 깨지면 몸에 문제를 일으켜 다양한 질환의 발병 원인이 된다. 예를 들면 제1형 당뇨병의 경우 살해T세포가 췌장의 인슐린을 생성하는 세포를 공격해서 생기고, 류머티즘성 관절염은 관절 조직을 공격해서 생긴다. 그러나 살해T세포가 없다면 우리는 엡스타인-바 바이러스EBV 같은 바이러스를 물리칠 수 없다. 이제 균형이 얼마나 중요한지 잘 이해했을 것이다.

면역 회복 계획에서는 T세포, 특히 보조T세포의 균형을 건강하게 맞추는 것을 중점적으로 생각한다. 반가운 소식은, 보조T세포의 네 유형 모두 대부분이 자신의 임무를 마치면 곧 사멸한다는 것이다. 그러니 눈덩이 효과를 완전히 뒤집고 정상 궤도로 돌아갈 기회는 충분하다. 수면 습관, 스트레스 관리, 장 건강, 환경, 식습관 등 생활 방식 몇 가지만 바꾸어도 효과를 볼 수 있다. 이를 통해 T세포의 행동을 바꿔서 불균형을 이루던 면역 체계를 건강하게 되돌릴 수 있을 것이다.

면역 체계를 이루는 군사 용어집

휴, 드디어 해냈다. 축하한다! 당신도 이제 면역 체계 전문가나 다름없다. 사실 이번 장에서 아주 많은 정보를 전했기 때문에 전부 기억하지 못한다 해도 괜찮다! 앞에서 배운 용어를 용어집으로 정리해 두었으니, 따로 접어서 표시해 두길 추천한다. 책을 읽다가 기억이 나지 않는 용어가 나오면 언제든 다시 돌아와서 확인해 보자. 특히 생활 방식 변화에 대한 주제가 나올 때는 보조T세포, 항체, 특정 사이토카인처럼 몇몇 요인에 관련된 연구 결과가 많이 인용될 것이다. 그럴 때 용어집을 빠르게 한번 훑어보면 이해에 도움이 될 것이다.

1. 항원: 면역 체계가 인식하는 세포 속이나 세포 표면에서 볼 수 있는 분자 또는 구조물이다. 항원은 보통 흡입이나 섭취로 외부에서 세포 내로 들어오지만, 체내 세포에서 바이러스나 박테리아에 감염되어 생성되기도 한다. 몸에서 항체 반응을 끌어낼 수 있다.

2. 선천 면역 체계: 우리 몸의 첫 번째 방어선이다. 상처나 감염이 퍼지는 속도를 줄이기 위해 즉시 반응한다. '비특이성' 면역력을 만들며 태어날 때부터 가지고 있다.

3. 식세포: 면역 체계에서 팩맨 역할을 한다고 생각하면 된다. 미생물과 손상된 세포를 전문적으로 먹어 치우는 선천 면역 세포다. 세 종류가 있다.

- **대식세포:** 커다란 식세포로, 조직을 돌아다니며 위험한 침입자를 발견하면 바로 먹어 치운다. 면역 체계의 '쓰레기 수거인'으로 세포 찌꺼기를 청소하기도 한다.

- **호중구:** 병원체를 삼키는 식세포의 하나. 침입자 속에 끈적한 독성 물질을 주입하는 과정에서 해로운 찌꺼기가 생기는데, 이는 청소가 필요하기도 한다.

- **수지상세포:** 별 모양이다. 선천 면역과 획득 면역 간의 운반자 역할을 하며 침입자들을 조금 떼어내 B세포와 T세포에게 보여준다.

4. NK세포(자연 살해 세포): 선천 면역 세포로, 바이러스에 감염되거나 암세포로 변한 세포에 치명적인 효소를 주입하여 사멸하도록 유도한다.

5. 사이토카인: 선천 면역 체계와 획득 면역 체계 사이의 전달 물질이다. 대표적인 종류로는 종양괴사인자 TNF, 인터페론 IFNs, 인터류킨 ILs 이 있다. 사이토카인의 신호에 문제가 생기면 네 가지 면역 유형에서 볼 수 있는 면역 체계 불균형을 초래할 수 있다.

6. 획득 면역 체계: 특이 항원이나 후천적 면역 반응을 책임진다. 평생 만들어가는 체계다.

7. B세포: 특정 항원을 기억하고, 이에 대항할 특정 항체를 만드는 획득 면역 세포다.

- 형질세포: 항체를 만든다.
- 기억세포: 특정 항원을 기억해 관련 질병으로부터 평생 몸을 보호한다.

8. 항체: 형질세포가 만드는 단백질이다. 침입한 바이러스나 박테리아에 달라붙어 다른 면역 세포가 파괴하도록 표식을 남긴다.

9. T세포: 획득 면역 세포이며, 보조 세포와 살해 세포로 분화한다.

- **보조T세포:** B세포를 자극하여 항체를 만들고, 사이토카인 신호에 영향을 주며, 살해T세포의 성장을 돕는다. 종류는 크게 Th1, Th2, Th17, 조절T세포 등 네 가지다.
- **살해T세포:** 사이토카인으로 활성화된다. 외부 침입자가 감염시킨 세포에 달라붙어 없앤다.

지금까지 우리는 면역 기능의 위기를 이해하고 면역 체계의 주요 활동 인자들에 대한 기본 내용을 살폈다. 이제는 면역 체계의 문제를 정확히 짚어 보며 네 가지 면역 유형에 속하게 되는 이유를 좀 더 자세히 알아볼 차례다. 이 질문의 답은 아마도 사람들이 유행어처럼 떠들어 대는 '염증'일 것이다. 만성 염증을 일으키는 원인은 무엇일까? 염증을 촉발하는 원인은 무엇일까? 우리가 할 수 있는 일은 정말 없을까? 그 외에도 따라오는 여러 질문의 답이 다음 장에 나온다.

3장

면역 불균형을 만드는
핵심 요인, 만성 염증

만성 염증은 어떻게 발견할까? 투시력이 필요할까? 나는 매일
다양한 모습으로 변장하여 교묘하게 숨어 있는 만성 염증을 본다.
그렉이라는 환자에게서도 보였다. 그렉은 혈압이 높았고 살이 계속
찌고 있었다. 빌이라는 환자는 몸이 항상 아파서 스트레스를 받았다.
천식이 점점 더 심해지는 켈리도 그랬다. 레이첼은 관절염으로 고생
했다. 표면적으로는 이 모든 증상이 달라 보이지만, 잘 들여다보면
공통점이 하나 보인다. 바로 만성 염증이다. 이것이 면역 균형을 흔
들어 환자를 네 가지 면역 유형으로 이끌어서 결국 건강 문제를 유
발했다. 불균형도 하루아침에 되는 것은 아니다. 몇 년간, 때로는 몇
십 년간 서서히 뭔가에 노출되거나, 스트레스나 다른 요소가 쌓이고
쌓이다가 어느 날 질병으로 진단받게 되는 것이다. 염증을 자세히

살펴보고, 염증이 어떻게 사람들을 네 가지 면역 유형으로 이끄는지 알아보도록 하자.

염증은 우리 몸에 꼭 필요한 보호 활동

rubor(발적), calor(발열), dolar(통증), tumor(부종)은 모두 라틴어로, 1세기에 로마제국 학자인 아울루스 코르넬리우스 켈수스Aulus Cornelius Celsus가 염증을 표현할 때 썼던 표현이다. 현재 우리는 2천 년 전보다 염증에 대해 훨씬 더 많이 알게 되었지만, 켈수스가 표현한 '발적, 발열, 통증, 부종' 네 가지 증상은 여전히 염증이 생기면 모두 경험하는 정확한 표현이다. 확실히 그렇게 유쾌한 느낌의 단어는 아니다. 당신이 신문 기사나 블로그, 책 등으로 염증에 대해 어느 정도 알고 있다면 염증은 무조건 나쁘고, 염증을 완전히 몰아내는 데 집중해야 한다고 생각할 것이다. 그래서 많은 분야에서 '항염증'이란 말은 '건강'과 동일시된다.

하지만 반은 맞고 반은 틀리다. 염증을 더 정확하게 설명해 보겠다. 염증은 우리가 살아가는 데 절대적으로 필요하다. 면역 체계가 활성화하는 데도 필수적이며, 모든 해로운 것에서 우리를 보호한다.

생명을 살리는 염증 반응은 이런 식이다. 당신이 발목을 접질렸다면 몇 시간 내로 발목이 빨간 풍선처럼 부어오르고 멍이 들며 아파서 계속 걸을 수 없을 것이다. 만세! 당신의 면역 체계가 제대로 일한다는 의미다. 혈관을 확장해 혈액 속 백혈구가 다친 곳으로 빠르게 가서 손상된 조직을 고치고 상처를 치료하여 며칠 만에 목발 없이도 잘 걸을 수 있도록 조치한다. 림프샘염(임파선염)을 앓을 때도 마찬가지다. 림프샘이 붓고 목이 아프며 열이 나고 편도선에서 고름이 나온다. 하지만 일주일 정도면 나을 것이다.

첫 번째 경우는 다친 인대와 근육이 면역 반응을 활성화한다. 그 반응은 삐면서 생긴 상처를 원상복구하고 치유한다. 두 번째나 다른 감염의 경우에는 위험한 외부 미생물이 유입되어 신체가 자신을 방어하려고 미생물 제거에 집중하며 일어나는 반응이다. 이처럼 빠르게 염증 반응이 일어나지 않는다면 당신은 계속해서 고통을 겪을 것이다. 그리고 바이러스, 박테리아, 다른 감염물질이 항상 심각한 병을 일으키면서 당신은 영원히 상해와 수술, 회복으로 이어지는 사이클에 갇히게 될 것이다. 그러니 염증이 바로 생기는 것에 감사하자! 하지만 감염이나 상처가 사라지면서 때로는 2차 손상이 일어나곤 한다. 그래서 건강한 염증 반응의 두 번째 행동은, 해결 후 엉망이 되어버린 곳을 말끔하게 치워서 마무리하는 것이다. 하지만 이 과정에서 종종 문제가 생기고는 한다.

스위치가 꺼지지 않는 염증이 문제다

면역 체계의 핵심 임무는 위험한 박테리아, 바이러스, 기생충, 암세포를 찾아내고 파괴하여 생명을 유지하고 건강을 지키는 일이다. 그러기 위해서는 반드시 짧은 시간 내에 염증을 일으켜 반갑지 않은 침입자들을 죽여야 한다. 그러고는 빠르게 제자리로 돌아갈 수 있게 손상된 부분을 고치고 쓰레기를 치워야 한다. 이 과정은 마치 숲에서 인위적으로 나무를 태우는 행위와 유사하다. 토양과 숲의 상태, 날씨의 상황이 완벽해야 거센 화재로 이어지지 않고 효율적으로 목표한 나무만 태울 수 있다. 면역 체계도 잘 훈련된 소방대원처럼 부작용 없이 자기 일을 수행해야 한다.

그러나 모든 일이 항상 계획대로 되지는 않는다. 신체 조직이 손상되거나 미생물에 감염되면 그곳에 있는 세포는 사이토카인의 형태로 신호탄을 마구 쏘아 올리며 도움을 요청하기 시작한다. 이는 마치 호중구 같은 면역 세포에게 빨리 여기로 와서 미생물을 먹어 치우고 손상된 조직 주위를 둘러싸서 추가 손상이나 감염을 막아달라고 보내는 함성과 같다. 앞에서도 말했듯이 호중구는 침입자를 죽이는 임무가 끝나면 곧 자멸한다. 이를 '아포토시스' 또는 '세포예정사'라고 부른다. 이런 방식은 아주 깔끔하면서 체계화된 자연사이며, 몇 시간 정도 걸린다. 그리고 면역 세포에만 국한되지 않고 모든 세포에서 일어나는 과정이다.

호중구는 죽기 전에 내부에 시한폭탄 같은 타이머를 맞춘 후 대식세포(이 세포가 면역 체계의 팩맨이자 쓰레기 수거자임을 떠올리자!)에게 신호를 보낸다. 그러면 대식세포가 얼른 달려와서 그 세포와 그 외 쓰레기를 통째로 삼켜 주변에 찌꺼기가 남지 않도록 한다. 이 과정에서 호중구는 위협이 끝났으니 염증을 가라앉히게 하는 항염증 신호를 추가로 보낸다(나는 호중구가 마지막 역할을 끝마치는 순간까지 신체를 위해 '이제 모든 위험 상황이 끝났으니 각자 자신의 자리로 돌아가도록'이라고 전하는 행동을 생각할 때면 언제나 놀라움을 금치 못하고는 한다).

대식세포가 지저분해진 현장을 깨끗하게 청소할 정도로 충분하게 오지 못하면 어떻게 될까? 대식세포를 기다리는 호중구 주변은 미생물 사체로 가득할 것이다. 마치 쓰레기 수거일에 수거차가 늦게 와서 악취를 풍기는 쓰레기통을 보는 것과 같다. 대식세포가 쓰레기를 모두 깨끗하게 먹어 치우지 않으면 쓰레기에서는 독성물질이 나오기 시작한다. 이 물질은 다시 조직을 손상시키기 시작하고, 손상된 세포는 염증성 사이토카인 전달자를 자극하여 더 많은 호중구를 이곳으로 불러들인다. 그러면 또 다른 대식세포가 쓰레기를 치우러 와야 한다. 그러니 이런 쓰레기 수거 과정을 보면, 세포가 죽은 후 청소가 제대로 되지 않아서 더 많은 세포가 죽게 되고 쓰레기가 늘어나는 사이클이 이어지는 것이다. 끝나지 않고 이어지는 염증은 여러 질환의 근본적인 원인 중 하나다. 그리고 깔끔하게 청소되지 못한 호중구는 자가면역질환의 원인이 된다.

고장 난 위험 신호가 멈추지 않고 끊임없이 가는 것도 염증 상태가 지속되는 또 다른 원인이다. 더 자세히 설명하자면, 세포 안에는 위험을 감지하는 단백질이 여러 개 있는데 이를 통틀어 NLRP라 부른다. 이 단백질은 세포가 미생물에 감염되거나 독소로 손상되면 바로 감지할 수 있으며, 심지어 근처에 손상되거나 사멸하는 세포도 알아챈다. 자멸하는 트로이 목마처럼, NLRP 단백질은 그런 세포 안으로 들어가서 '인플라마좀'이라는 구조를 만든다. 그리고 세포에게 '파이롭토시스'라는 자멸을 지시한다. 그러면 세포 밖에서는 살 수 없는 바이러스 같은 종류는 더는 주변으로 퍼지지 않고 세포와 함께 사라진다. 그리고 그 과정에서 인터류킨1베타IL-1β 같은 슈퍼 염증성 사이토카인을 분비해 나머지 면역 체계에게 근처에 위협이 있음을 경고한다. 이런 반응은 수시로 일어나며, 보통은 아주 빠른 속도로 제자리를 찾으며 균형을 맞춘다.

위험 신호와 인플라마좀 활동이 멈추지 않을 때가 있다. 그러다 보면 많은 세포가 점점 흥분해서 주변 세포에 위험 신호를 계속 보내 이탈하거나 자신처럼 행동하도록 자극한다. 만성 바이러스성 감염과 독소가 인플라마좀 활동에 신호를 보낼 수 있다. 그 외에도 심혈관의 손상된 조직, 통풍이 있는 관절에서 발견되는 요산 결정체, 심지어는 알츠하이머 환자 뇌 속에서 발견되는 플라크도 이런 신호를 보낼 수 있다. 이렇듯 만성 염증은 더 많은 염증과 세포사를 유발할 수 있다. 반대로 만성 염증의 원인만 제거하면, 즉 통제에서 벗어난 인플라마좀의 사이클을 막으면 면역 체계가 다시 건강해질 수 있다는 의미로 볼 수도 있다. 이 부분은 잠시 후에 배우도록 하겠다.

마지막으로 염증을 촉발하는 또 다른 요인은 모든 세포 안에 들어 있는 핵인자-카파B(NF-kB)라는 단백질이다. 이 단백질은 세포 안을 떠다니며 손상된 세포, 바이러스, 독소, 염증성 사이토카인 등의 신호를 기다린다. 신호를 받으면 즉시 활성화되고, DNA 정보를 베끼기 시작하면서 단백질이 만들어진다. 얼핏 꽤 괜찮은 작업 같다. 하지만 이 단백질의 목표는 면역 세포와 사이토카인을 활성화하여 염증을 증가시키는 것이다.

지금쯤 당신이 '와, 점점 어려워지는데?'라는 생각이 든다 해도 충분히 이해한다. 대학교 수준의 면역학 수업을 듣지 않은 당신에게 굳이 인플라마좀과 핵인자-카파B나 강렬한 세포사까지 설명한 이유는, 염증이 어떤 목표를 가졌는지 이해하길 바라는 마음에서다. 중국 춘추전국시대의 전략가 손자孫子는 자신의 병법서에 이렇게 썼다. "적을 알고 나를 알면 백전백승이다." 건강한 생활 습관을 지키는지 여부에 따라 염증의 스위치가 켜지고 꺼진다는 사실을 생각해 본다면, 초코바로 향하던 손이 신선한 과일로 향하기 훨씬 쉽지 않겠는가. 또한 밤에 마시는 강황차가 과연 염증에 도움이 될지 궁금해하기보다는, 차라리 차를 한 잔씩 마실 때마다 핵인자-카파B의 활동을 중단시켜 염증이 더 생기지 않는 미래로 나아가고 있다고 생각하는 편이 훨씬 좋지 않을까. 지식이 곧 힘이다.

불필요한 염증이 만드는 사이토카인 폭풍

우리는 앞에서 해로운 염증성 반응이 일어나는 꽤 복잡한 체계를 배웠다. 다시 복습할 겸 정리해 보면, 면역 반응에 문제가 생기는 이유는 다음의 세 가지를 꼽을 수 있다.

- 염증이 필요 없는 상태에서도 일어난다.
- 염증이 사라지지 않는다.
- 염증을 일으키는 근본 원인이 사라지지 않는다.

자, 이유를 알았으니 이런 궁금증이 생길 것이다. '이제 어떻게 해야 하지?' 어쩌면 염증 반응이 몸에 깊숙이 뿌리박혀 자신이 통제할 수 없을 것 같은 생각이 들지도 모른다. 그러나 그 생각은 틀렸다! 면역 체계의 균형을 다시 이루려면 만성 염증을 완화해야 한다. 그러려면 가장 먼저 불필요하게 염증을 일으키는 원인을 찾는 데 완전히 집중해야 한다. 이런 과정은 면역 회복 계획을 세우는 데 아주 중요하다.

먼저 우리는 신체가 매우 똑똑하지만, 때로는 그렇지 않을 때도 있다는 사실을 알아야 한다. 신체는 끊임없이 외부 요인에 영향을 받는다. 면역 체계는 위험한 침입자로부터 우리 몸을 보호하지만, 외부 요인으로 염증이 생기면 이 중요한 작업이 방해를 받는다. 염증을 유발하는 요인에는 설탕 중독, 수면 부족, 운동 중독, 주로 앉아서 하는 업무, 과한 술 섭취 등 체내 조직을 손상시키고 몸에 스트레스를 주는 것이라면 모두 해당된다. 마치 당신이 아주 중요한 업무 마감을 앞두고 있는데도 끊임없이 이메일, 소셜미디어 피드를 확인하는 행동과 비슷하다. 이런 요소들로 체내에 비생산적인 염증이 생기면 면역력이 약해져 사소한 위협에도 제대로 대처하지 못한다.

코로나바이러스 감염병에서 이런 경우를 잘 볼 수 있다. 당뇨병, 심장병 같은 질환이나 노령이 코로나바이러스 감염에 쉽게 노출될 수 있는 위험 인자라는 사실이 밝혀졌다. 이런 경우 만성 염증이 선천 면역 체계를 흔들어 놓고 있어서, 코로나바이러스는 상대적으로 쉽게 정체를 숨기고 들어와 증식하는 것이다. '사이토카인 폭풍' 같은 경우도 획득 면역 체계가 몸을 보호하려는 처절한 마지막 시도로 일어난다. 그러나 통제가 되지 않은 채로 염증성 사이토카인이 전신으로 보내지는 것이 문제가 된다. 결국 '사이토카인 폭풍'은 세포에 심한 손상을 입히게 되고, 빠르게 회복 명령을 내리지만 손상 속도를 따라가지 못해 최악의 경우 예후가 좋지 않은 패혈성 쇼크로 이어진다. 불필요한 만성 염증을 없앤다면 면역 체계는 위협에 대비하고 이런 치명적인 결과를 예방할 수 있을 것이다.

생활습관과 밀접한 만성 염증, 통제가 가능하다

면역 체계와 염증 반응은 아주 복잡한 내부 업무를 맡고 있다. 그러나 사실 만성 염증의 원인은 꽤 단순하며, 다행히도 대부분 통제가 가능하다. 즉 우리가 변화를 꾀한다면 면역 체계는 힘을 얻어 만성 염증과 다른 방해 요소로 인한 위협을 최소화할 수 있다.

먹거리는 비생산적 염증을 일으키는 주요 요소다. 당신이 매일 무엇을 먹을지 선택하는 그 음식에 따라 염증이 유발되기도 하고 완화하기도 한다. 염증을 유발하는 대표적인 식품은 다음과 같다.

- **건강에 해로운 기름:** 공장에서 만든 고도불포화지방 종자유와 같이 특정 지방 함량이 높은 식품, 예를 들면 콩기름, 카놀라유(유채씨유), 해바라기유, 옥수수기름, 면실유, 홍화유, 땅콩기름, 포도씨유 등이 있다. 이런 기름은 모두 피해야 한다. 한동안 불포화지방의 일종인 오메가6가 풍부하게 함유된 식물성기름이 인기를 끌었던 적도 있다. 하지만 최근 데이터에 따르면, 이런 지방은 화학 구조적으로 매우 불안정하고 염증 관련 질환을 유발할 수 있다고 한다.[1] 그 대신 땅콩, 씨앗, 올리브오일, 유기농 코코넛오일, 자연산 생선같이 자연식품에서 나오는 건강한 지방을 섭취하자. 포화지방은 총콜레스테롤 수치를 높여 심장병을 일으키는 주요 원인으로 꼽혀 불명예를 안고 외면받기도 했다. 그러나 지금은 대우가 조금 달라졌다. 코코넛이나 달걀 등에 포함된 포화지방은 품질이 좋은 자연식품이고 적절한 양을 섭취한다면 건강한 식단의 한 자리를 차지할 수 있다.
- **트랜스 지방:** 전염병처럼 피해야 하는 성분이다. 이는 액체 기름을 합성해서 고체화하는 과정에서 생성된다. 쇼트닝과 마가린이나 크래커, 쿠키, 피자, 패스트푸드 같은 간식류에서 많이 볼 수 있으며, 심지어 땅콩버터에도 들어 있다! 트랜스 지방은 몸에 나쁜 LDL과 인슐린 수치를 올리고, 몸에 좋은 HDL 수치는 낮춘다. 심장병, 비만, 결장암, 당뇨병 같은 여러 질환의 발병률을 높이는 데도 관여한다.
- **설탕:** 염증을 줄이는 단 한 가지 방법만 선택해야 한다면, 식단

에서 설탕 첨가를 최대한 줄이는 것을 꼽겠다. 여기에는 당연히 과당을 많이 함유한 옥수수 시럽, 사탕, 탄산음료, 쿠키류에 들어간 설탕뿐만 아니라 건강식품이라 광고하지만 사실은 엄청난 양의 설탕이 함유된 그래놀라, 단백질 바, 요거트, 비건 과자, 글루텐 프리 과자, 주스도 포함된다. 설탕이 많이 든 음식은 심장병, 비만, 당뇨병, 지방간 관련 질환의 발병률을 높인다. 파스타, 흰밀가루, 빵, 녹말 식품 같은 정제된 탄수화물도 체내로 들어가면 과잉 포도당이 되어 염증을 일으킨다. 그렇다고 저탄수화물 식단을 철저하게 고수해야 한다는 의미는 아니다. 이런 식단 또한 감정, 수면, 에너지 레벨에 관련된 또 다른 문제를 가져올 뿐이다. 풍부한 섬유질과, 식물에서 나오는 탄수화물에 더 집중하는 깃이 최고의 방법이다. 예를 들면 단당류면서 정제된 탄수화물 대신 채소, 과일, 콩, 통곡물을 먹는 것이다.

● **술:** 그래, 나도 잘 안다. 프렌치 패러독스 효과(프랑스인들이 기름진 음식을 즐기지만 심장계 질환의 사망률이 낮은 것 - 편집자주)처럼 적포도주가 건강에 좋다고 말하고 싶은 것 아닌가? 그러나 술은 그렇게 효과가 뛰어난 방법이 아니다. 술이 면역 체계에 해로운 영향을 훨씬 더 많이 끼친다는 사실이 밝혀졌으니 말이다. 가령 장-면역 장벽을 약하게 만들거나, 마이크로바이옴에 손상을 입히거나, 세포에 많은 산화스트레스를 일으킨다. 일단 알코올이 간에서 분해되는 과정에서 독소가 나오기 때문에 시간이 지나면서 암이나 조기 노화의 위험도를 높인다. 자, 이제 다시 생각해 보자. 여

전히 건강을 챙긴답시고 술을 마시겠는가? 결과적으로 술은 최대한 멀리해야 한다. 산업계에서 술이 주는 효용성에 대한 그들만의 데이터를 마구 들이밀어도, 이런 데이터가 한 번도 진실이었던 적이 없다는 사실만 기억해 두자.

만성 염증을 일으키는 원인은 비단 음식만이 아니다. 다음은 염증을 일으키는 다른 요인들이다.

- **과도한 체지방:** 염증과의 싸움에서는 체성분을 건강한 상태로 유지하는 것이 매우 중요하다. 굳이 말할 필요도 없지만, 몸에 지방, 특히 복부지방이 많이 쌓이면 염증이 생길 수 있다. 마치 장기처럼 행동하는 내장지방은 수많은 염증성 사이토카인을 분비하여 대사증후군에 걸리기 쉽다.
- **담배:** 담배가 해롭다는 사실은 이미 잘 알려져 있다. 직접흡연이 아니라 간접흡연이나 공기 중에 남아 있는 담배 연기 입자 속 화학물질만으로도 발암물질을 흡입할 수 있다. 이런 물질이 조직에 손상을 주면 염증이 생겼다 다시 회복되는데, 흡연은 이 과정을 끝없이 반복하도록 만든다.
- **스트레스:** 만성적이고 관리되지 않은 신체적·정신적 스트레스는 염증성 사이토카인 분비를 증가시킨다. 그래서 스트레스가 많은 사람은 보통 염증 수치도 높다. 극심한 스트레스를 받는 환자들을 검사해 보면 염증 수치를 나타내는 C-반응성단백(CRP,

C-reactive protein) 수치가 증가한 것을 볼 수 있다.

● **수면 부족:** 잠을 평균보다 적게 자거나 깊게 잠들지 못하면 염증이 발생할 가능성이 크다. 수면 부족이 당뇨, 비만, 심장병, 뇌졸중 같은 만성적인 대사질환의 주요 원인으로 꼽히는 이유다.

● **활동량 부족:** 앉아만 있는 것은 흡연하는 것과 같다. 인간의 몸은 본디 움직이도록 설계되었는데, 현대 생활 방식은 그 원칙을 바꿔 놓았다. 편하게 통근하기, 책상에 앉아서 일하기, 소파와 한몸 되기 등 최대한 움직이지 않고도 불편함 없이 생활하게 된 것이다. 연구에 따르면, 이런 생활이 인터류킨6(염증성 사이토카인)를 분비해 남녀 모두 제2형 당뇨병에 걸리기 쉬워졌다. 그러나 여성의 경우는 활동량을 늘리면 C-반응성단백 수치가 좋아지는 결과를 보였다.[2]

● **주변 환경의 독소:** 주변의 여러 화학물질은 면역 체계에 영향을 주면서 만성 염증이 생길 수 있는 상황을 조성한다. 오염에 노출되면 산화스트레스가 증가하고, 염증 반응과 면역 조절의 방식이 변해 건강에 해로운 영향을 줄 수 있다.

● **장내 세균총 불균형과 장누수증후군:** 건강하지 않은 장은 몸속 염증에도 안 좋은 소식이다. 장의 벽이 손상되면 소화되지 않은 음식물이 밖으로 새어 혈류로 들어가고, 곧 전신에 염증 반응이 생길 수 있다.

만성 염증의 가장 흔한 원인들은 모두 우리가 충분히 통제할 수 있는 영역 내에 있다. 그래서 면역 회복 계획은 앞에서 설명한 요소를 모두 고려해 세워야 한다.

감염은 어떻게 면역 체계를 위험에 빠뜨릴까?

염증 유발 요인들은 대부분 통제할 수 있고, 생활 방식과 연관되어 있다. 그러나 조금 더 불가사의하고 눈에 띄지 않는 요인도 있다. 면역 체계의 균형을 깨트리고 만성 염증을 일으키는 또 다른 근본 원인은, 아주 오래되고 끈질기게 붙어 있지만 숨어 있어서 인식조차 하지 못하는 감염이다. 여러 바이러스와 박테리아 감염이 병을 유발하는 촉매제가 될 수 있다는 사실은 다양한 학술 문헌에도 나와 있다. 미국에서 가장 높은 사망 원인으로 꼽히는 질병 중 하나가 심근경색이다. 심장 질환의 원인에는 생활 방식(설탕, 스트레스, 흡연 등)이 아주 크게 자리하지만, 조용한 감염도 있다는 사실을 아는가? 헤르페스바이러스HSV-1와 클라미디아폐렴균과 같은 박테리아로 인해 항체가 늘어난 환자는 관상동맥심장병에 걸릴 확률이 더 높다. 또한 치주질환을 일으키는 포르피로모나스 진지발리스균, 소화(성)궤양을 일으키는 헬리코박터 파일로리, 그리고 인플루엔자A 바이러스, C형 간염 바이러스, 거대세포바이러스CMV도 심장병과 관련된 감염을 일으킬 수 있다.[3][4] 정말 흥미롭지 않은가?

많은 자가면역질환 또한 예전에 감염되었거나 만성적으로 감염된 상태와 연관이 있다.[5] 이유는 분자 의태, 방관자 활성화, 바이러스 감염 유지를 포함한 몇 가지 근본적인 체계 때문이다.

하나씩 알아보자면, '분자 의태'는 인간 세포와 비슷한 구조로 된 일부 바이러스나 박테리아가 몸으로 들어와 우리 면역 체계에 혼란을 주는 것이다. 이에 면역 체계는 감염체를 공격하려다 우리 몸인 조직을 공격하기도 한다. 예를 들면 어릴 때 패혈성 인두염에 걸리면 심장근육과 관절을 공격하는 항체가 생겨서 나이가 들어 류머티즘성 심질환과 반응성 관절염이 생길 수 있다.[6] 분자 의태를 유발하는 바이러스에는 B형간염과 엡스타인-바 바이러스EBV 등 여러 가지가 있다고 알려진다. 최근 연구에 따르면, 전신루푸스질환을 앓는 환자의 엡스타인-바 바이러스 수치가 일반인보다 훨씬 높다고 한다.[7]

'방관자 활성화'는 바이러스가 감염된 곳 주변의 특정 T세포가 활성화되는 것이다. 바이러스에 감염되어 사이토카인이 분비되면, 이 바이러스와 상관없는 '방관자'인 T세포가 활성화되면서 감염되지 않은 세포를 공격한다. 마치 또래 집단과 비슷하게 행동하게 만드는 또래 압력과 같다.

마지막으로 바이러스나 박테리아 감염의 '유지'는 만성 면역 활성화를 일으킬 수 있다. 감염이 해결되지 않으면 면역 체계는 높은 경보시스템을 계속 유지하면서 문제를 일으킨다. 낫지 않았거나 미처 알아채지 못했던 라임병(진드기가 옮기는 세균성 감염증)이 류머티즘성 관절염 같은 자가면역질환을 유발하는 것과 같다.[8] [9]

최근 이를 증명하는 사례가 나오고 있는데, 코로나바이러스에 감염된 사람들 일부가 자가면역 현상을 경험하였다. 코로나바이러스 감염병에 걸린 아이에게 가와사키병이라 부르는 자가면역 장애와 비슷한 불가사의한 증상이 나타나기도 했다. 이를 소아 다기관 염증 증후군이라 부른다. 또한 코로나바이러스 감염 후 합병증으로 면역 성혈소판감소증, 갑상선염, 길랭-바레증후군 같은 자가면역질환에 걸린 사례도 자주 목격되었다. 아직 발표되지는 않았지만, 최근에 나온 한 연구 결과는 이 바이러스가 특정 환자들에게 자가면역 반응을 유도한다는 이론에 더 신빙성을 두고 있다. 154명의 코로나바이러스 감염병 완치 환자를 검사한 결과, 사이토카인과 면역 세포에서 발견되는 단백질에 대한 자가항체 수가 훨씬 증가했다는 것이다.[10] 물론 이 연구만으로는 '롱 하울러(완치 후 오랫동안 후유증에 시달리는 사람-역자주)'들이 겪는 증상 모두를 명백하게 설명할 수 없겠지만, 일단 완치가 되어도 이 바이러스가 면역 체계의 탈선을 유도한다는 사실을 알 수 있다.[11]

면역 세포를 청소하는 비밀 무기, 자가포식

앞에서 염증성 면역 반응이 일어난 후에 쓰레기가 남는 방식과 쓰레기가 많이 쌓이면 만성적이고, 비생산적인 염증이 뒤따른다는 사실을 설명했다. 다행히 우리는 손상된 세포가 염증 반응을 끌어내기 전에 얼른 말끔하게 청소하는 놀라운 체계를 가지고 있다. 이런 처리 과정을 '오토파지autophagy' 또는 '자가포식'이라고 부른다. 주기능은 세포 재활용이다. 사무실에 있는 쓸모없는 종이와 쓰레기를 치우면 더 효율적으로 일할 수 있다. 일본의 정리 전문가 곤도 마리에처럼 미니멀 캡슐 옷장을 만들면 아침에 부산을 떨지 않고 빠르게 나갈 준비를 할 수 있다. 이처럼 우리 몸도 내부 쓰레기를 치우면 더 건강하고 능률적으로 관리가 된다.

자가포식은 대식세포가 하는 쓰레기 수거와는 다르다. 대식세포가 감염이나 죽은 세포, 독소 찌꺼기에 반응한다면, 자가포식은 건강한 세포에서 일어나는 현상이며, 마치 정기적으로 세포를 관리하는 행동과 유사하다. 세포 안 환경을 깔끔하게 유지하기 때문에 만성 염증이 자리할 기회를 애초에 주지 않게 막는다. 자가포식을 하면 세포가 내부를 관리하기 때문에 수명도 길어지고 파괴 딱지도 붙지 않는다. 차를 정기적으로 관리하면 훨씬 더 오래 탈 수 있듯이 자가포식도 세포의 수명을 늘리는 하나의 방식이다.

자가포식 과정에서 오래되고 손상된 단백질과 세포 일부는 리소좀이라는 기관이 수거해 간다. 세포 속 작은 기관인 리소좀은 모든 쓰레기를 재활용 통에 넣는다. 오래되어 손상된 부분을 태운 후에는 에너지로 재활용하거나 새로운 세포 일부로 바꾼다. 대단하지 않은가! 자가포식 작용은 세포 속 바이러스, 기생충, 박테리아 같은 병원체를 버릴 때도 유용하다. 자가포식이 알츠하이머병이나 자가면역 질환, 암과 같은 많은 만성 질환을 예방하여 장수에 이르게 하는 핵심 요소라고 한다.

면역을 회복하고자 한다면 자가포식을 늘리는 것이 핵심이다. 자가포식이 면역 체계의 짐을 덜어주고 비생산적인 염증을 줄이는 방법이기 때문이다. 자가포식을 늘리는 가장 간단하고 저렴한 방법은 간헐적 단식이다. 부유한 국가에 사는 사람들이 단식에 왜 그렇게 목매는지 궁금했다면 그 답은 자가포식에 있다.[12] 우리가 칼로리를 제한하거나 긴 시간 동안 음식을 섭취하지 않으면 체내 포도당 저장소가 비게 된다. 그러면 신체는 자연스럽게 에너지로 쓸 원료를 다른 곳에서 찾기 시작하고 이 과정에서 자가포식이 촉진된다. 결과적으로 더 건강해진 세포와 강화된 면역관용과 활발한 면역 활동 덕분에 만성 질환에 걸릴 확률을 줄일 수 있게 된다.

해로운 활성산소, 자유라디칼 처리하기

세균이나 이물질을 없애기 위해 소환된 면역 세포는 싸우는 과정에서 아주 해로운 산소 화합물을 사용하게 되는데, 이것이 '자유라디칼free radical'이라 부르는 활성산소다. 지극히 정상적인 반응으로 나오는 물질이지만 곧바로 진압되지 않으면 여기저기 돌아다니며 세포와 DNA를 파괴하기 시작한다. 몸속에 너무 많은 자유라디칼이 떠다니면 산화스트레스가 촉진되는데, 시간이 지나면 부식된 세포 같은 상태와 비슷해진다. 활성산소를 만드는 다른 요소에는 자외선과 먹고 마시고 숨 쉴 때 들어오는 독소가 있다. 심지어 세포가 에너지를 만들 때도 부산물로 활성산소가 생성되니, 사실상 우리는 매일 활성산소를 처리해야 하는 처지에 놓인 셈이다.

여기에도 해결책은 있다. 자유라디칼이 신체에 큰 피해를 주기 전에 중화시키는 항산화 물질을 이용하는 것이다. 이 물질에 대해서는 나중에 영양 파트에서 자세히 알아보도록 하자. 지금은 비타민C, 비타민A, 비타민E처럼 훌륭한 물질이 활성산소를 중화하고, 항염증과 자가포식을 유도하는 강력한 힘을 가지고 있다는 것만 알아두자. 항산화 물질이 풍부한 음식을 먹지 않으면 염증과 세포 손상은 계속될 것이다. 이 물질은 음식에서만 얻을 수 있는 것은 아니다. 흔히 '수면 호르몬'이라고 알고 있는 멜라토닌도 항산화 물질이다. 게다가 아주 강력하다! 5장에서 수면에 관한 이야기를 다룰 텐데, 거기서 수면이 면역 균형에 얼마나 큰 영향을 주는지 샅샅이 파헤쳐 볼 예정이다.

항산화 보충제나 멜라토닌 보충제를 먹어도 같은 결과를 얻을 수 있지 않을까? 기능의학에서 흔히 하는 말이 있다. '보충제는 나빠진 건강의 탈출구가 될 수 없다.' 가끔 환자들이 각종 비타민과 영양제가 가득 담긴 봉투를 들고 진료실을 찾아와 '효과가 없다'고 투덜대는 모습을 보고는 한다. 물론 보충제도 효과는 있다. 단, 수면 습관을 바꾸고, 스트레스를 줄이며, 설탕과 가공식품을 피하고, 독소를 제거하여 무의미한 염증의 원천을 제거하고, 총천연색의 과일과 채소처럼 항산화 물질이 풍부한 음식을 먹은 후에 보충제를 먹는다면 말이다. 처방 약이 질병의 근원까지 없애지 못하는 것처럼 비타민을 1개 먹든 20개를 먹든 건강의 근원까지 바꾸지는 못한다.

염증 반응에 따른 네 가지 면역 유형

우리는 1장에서 면역 기능의 위기, 만성 질환 위기, 이런 위기를 만드는 근본적인 구조인 바로 그 염증을 배웠다. 생산적인 염증의 중요성과 비생산적인 염증의 위험성을 알았고, 생활 방식이 건강한 염증 반응을 유도하는 데 어떤 영향을 주는지도 알게 되었다. 내가 지금까지 반복해서 말하는 염증의 중요성을 생각해 보면, 염증이 네 가지 면역 유형 모두에도 큰 역할을 한다는 사실을 예상할 수 있을 것이다. 예를 들어보자.

- **다발성 면역 유형**으로 당뇨병, 알츠하이머병, 심장병, 기타 염증성 질환을 앓고 있다면, 근본 원인은 과도한 염증이다.
- **판단 오류 면역 유형**으로 자가면역질환을 앓는다면, 근본 원인은 방향을 잘못 잡고 자기 세포와 장기를 공격하는 염증이다.
- **과활동성 면역 유형**으로 매년 다양한 종류의 알레르기를 경험한다면, 근본 원인은 주변에서 흔히 볼 수 있는 무해한 물질에도 아주 쉽게 생기는 염증이다.
- **약한 면역 유형**으로 겨울만 되면 감기나 독감, 기관지염에 수시로 걸리는 통에 겨울이면 진저리가 나는 경우라면, 근본 원인은 느리고 비효율적으로 반응해서 맡은 일을 제대로 수행하지 못하는 염증이다.

염증은 모든 면역 유형의 근본 원인이다. 그래서 염증은 건강 문제의 근원이면서 해결 방법이 되기도 한다. 이제 당신도 염증 반응의 균형을 이루는 일이 면역 회복 계획의 큰 부분을 담당한다는 사실을 어느 정도 납득하리라 생각한다. 그러나 바로 계획으로 넘어가기 전에 우선 당신이 가진 면역 불균형에 대해서 구체적으로 알아볼 시간이다. 드디어! 당신은 이 순간만을 기다렸으리라. 이제 면역 유형을 하나씩 살펴보자.

나의 면역 유형은 무엇일까?

앞에서 우리는 기초공사를 탄탄히 했다. 지금쯤이면 당신도 염증에 대해서, 그리고 면역 체계가 하는 일에 대해서는 다른 99%의 사람들보다 많이 알 것이다. 단순히 면역력을 강화하는 것만으로 면역 반응이 효율적으로 일어나지 않는다는 사실도 이제 알 것이다. 어쩌면 현재 건강 상태에 따라 당신이 생각하는 그 반대의 방법을 써야 할 수도 있다! 알다시피 면역 체계는 다차원적이다. 면역력을 올렸다 내렸다 하는 식의 단순한 방법은 통하지 않는다. 뒤로 갈 때도 있고 앞으로 갈 때도 있으며 심지어 옆으로나 완전히 되돌아가야 할 수도 있다. 그러니 우선 가만히 앉아서 차분하게 눈을 감고 내가 알려주는 주문을 마음속으로 읊어 보자.

'균형.' 앞으로 우리가 추구해야 할 가장 중요한 단어다. 면역의 균형을 잡으려면 먼저 자신의 시작점을 알아야 한다. 그래서 나는 네 가지 면역 유형을 만들었다. 자신이 어디에 서 있는지를 알아야 어디로 가야 할지 역시 알지 않겠는가.

면역 기능 문제의 네 가지 대표적인 유형인 다발성, 판단 오류, 과활동성, 약한 면역에는 오늘날 사람들을 쉽게 병들게 하는 면역 체계의 대표적인 불균형이 모두 포함된다. 이 유형은 유전적이거나 고정된 것이 아니다. 그래서 누구나 간단한 방법으로 현재 건강 상태를 다시 균형 있게 바꿀 수 있다. 열쇠는 자신의 시작점을 알아내는 것이다.

내 진료실을 찾거나 따로 정밀 검사를 받지 않아도 자신의 면역 유형을 알 방법은 없을까? 이를 위해 나는 네 가지 면역 유형 테스트를 만들었다. 이 테스트를 해 보면 자신이 어느 유형에 속하는지 알 수 있을 것이다. 증상과 특징, 질병의 종류로 판단하며, 비싼 검사나 병원 예약이 전혀 필요하지 않은 간단한 테스트다. 질문을 읽고 해당하는 증상에 체크한 후 합계를 내어 보면 자신의 면역 유형이 나올 것이다. 각 유형에 해당하는 설명을 읽으며 당신이 가야 할 다음 단계를 예측해 보자.

네 가지 면역 유형 테스트

정확한 결과를 얻으려면 네 가지 유형에 있는 질문에 모두 정직하게 답해야 한다. 어쩌면 한 가지 이상의 유형에 속할 수도 있지만, 이런 경우는 흔하니 걱정하지 말길! 많은 사람이 보통 1개 이상의 불균형에 속하며, 서로 영향을 주고받기 때문에 상태가 눈덩이 효과처럼 심해지는 경우가 많다. 당신이 여기에 해당한다면 대표 면역 유형(가장 높은 점수가 나온 유형)에 집중하여, 책 후반부에 나오는 여러 가지 방법이나 추천사항을 참고해 균형을 맞추는 데 노력하길 바란다.

면역 회복 계획의 1차전을 일단 마무리하면 테스트를 다시 해서 점수의 변화를 살펴보라. 그러면 한 부분의 균형을 맞추면 다른 부분도 점차 균형을 이룬다는 사실을 알게 될 것이다. 그 이유는 면역 체계의 구성원들이 모두 긴밀하게 연결되어 있어서 고립된 채 일하지 않기 때문이다.

예를 들어보자. 제인이라는 환자가 테스트를 했다. 그녀는 다발성 면역 유형에서 가장 높은 점수가 나왔고 그 다음으로 과활동성 면역 유형에서 높은 점수가 나왔다. 그러면 먼저 다발성 유형에 맞춘 계획을 실행해야 한다. 해당 면역의 회복 계획을 완수한 후 다시 테스트해 보면 두 유형의 점수가 모두 크게 낮아졌다는 사실을 알게 될 것이다. 그리고 이번에는 과활동성 면역 유형의 점수가 가장 높을 것이다. 이제 그녀는 방향을 바꿔서 과활동성 면역 유형에 맞춘 계획에 집중하면 된다.

만약 당신이 모든 유형에서 낮은 점수를 받았다면, 정말 축하한다! 아주 건강한 면역 체계를 가진 것이다. 하지만 몸속에 비생산적인 염증이나, 자신도 모르게 시작되는 조용한 불균형이 잠재되어 있을지도 모른다. 전에도 말했듯이 면역 체계의 불균형은 하루아침에 일어나지 않으며, 확연히 달라졌다고 느낄 정도의 증상이 나오려면 몇 년이 걸린다. 그러니 예방 차원에서 후반부에 나오는 권장 사항을 유념해서 따라보자.

이제 테스트를 시작해 보자. 각 유형의 점수를 계산해야 하니 우선 연필과 종이를 준비한다. 아래 목록을 읽고 자신이 해당하는 칸에 체크한다.

다발성 면역

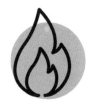

- ☐ 나는 당뇨병을 앓고 있거나, 혈당이 높다.
- ☐ 나는 관상동맥질환, 심근경색, 고혈압이 있다.
- ☐ 나는 비만이거나 과체중(체질량지수 또는 BMI 30 이상)이다.
- ☐ 나는 혈당이 높다.
- ☐ 나는 일주일에 3번 미만으로 운동한다.
- ☐ 나는 일주일에 6번 이상 술을 마신다.
- ☐ 나는 보통 6시간 반 미만으로 잔다.
- ☐ 나는 패스트푸드나 가공식품을 먹는다.
- ☐ 나는 담배를 피운다. (모든 형태 포함)
- ☐ 나는 세 가지 이상의 처방 약을 복용 중이다.
- ☐ 나는 치주(잇몸)질환이 있다.

□ 나는 관절염 또는 염증성 관절이 있다.

□ 나는 주사성좌창이나 지루성 피부염이 있다.

□ 나는 감기나 독감에 잘 걸리지 않는다.

□ 나는 크론병이나 궤양성대장염 같은 염증성장질환을 앓고 있다.

판단 오류 면역

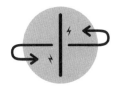

□ 나는 자가면역질환을 진단받은 적이 있다.

□ 나는 자가면역질환 가족력이 있다(루푸스, 류머티즘성 관절염 또는 다발
　성경화증 등).

□ 나는 가끔 관절이 아프거나 부어오르는 증상이 있다.

□ 나는 갑상선질환이 있다.

□ 나는 특정 음식을 먹으면 증상이 더 심해진다.

□ 나는 스트레스를 받으면 증상이 더 심해진다.

□ 나는 만성 근육 약화나 만성 근육통이 있다.

□ 나는 사지가 얼얼하고 저린 증상이 있거나, 다른 신경학적 증상이
　있다.

□ 나는 원인불명 탈모가 있다. 또는 머리카락이 가늘어진다.
　(나이와 무관)

□ 나는 원인불명 피부 발진이 있다가 사라질 때가 있다.

□ 나는 항생제를 복용한 적이 많다.

□ 나는 입 또는 눈이 건조하다.

□ 나는 어린 시절 트라우마나 나쁜 기억이 있다.

□ 나는 어릴 때 전염성 단핵증을 앓았다.

과활동성 면역

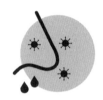

□ 나는 계절이 바뀌면, 또는 1년 내내 알레르기에 시달린다.

□ 나는 음식 알레르기, 또는 식품 과민성이 있다.

□ 나는 천식, 또는 만성 기침 증상이 있다.

□ 나는 중이염을 앓은 적이 있다.

□ 나는 축농증을 앓은 적이 있다.

□ 나는 강한 향기나 냄새를 맡으면 신체적 반응이 일어난다.

□ 나는 습진 또는 다른 가려운 발진이 있다.

□ 나는 가끔 두드러기 또는 부종이 생긴다.

□ 나는 약 알레르기가 있다.

□ 나는 곰팡이에 민감하다.

□ 나는 비누, 로션, 향수 같은 제품을 쓰면 피부가 뒤집힌다.

□ 나는 가끔 질염에 걸린다.

□ 나는 후비루 증세가 있거나 자주 목을 가다듬는다.

□ 나는 기관지염 또는 폐렴을 앓은 적 있다.

□ 나는 자주 재채기를 한다.

약한 면역

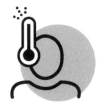

☐ 나는 선천적 또는 후천적 면역 결핍(HIV)이다.

☐ 나는 오랜 기간(14일 이상) 또는 자주(1년에 2회 이상) 코르티코스테로이드(프리드니손/코티손 등의 항염증 스테로이드약)를 복용한 적 있다.

☐ 나는 면역억제제를 먹는다(항암화학요법).

☐ 나는 자주 감기 또는 상기도 감염에 걸린다.

☐ 나는 한 번 이상 폐렴에 걸린 적이 있다.

☐ 나는 자주 요로감염에 걸린다.

☐ 나는 60세 전에 대상포진에 한 번 이상 걸린 적이 있다.

☐ 나는 가끔 구순포진을 포함한 헤르페스에 걸린다.

☐ 나는 만성 피로를 겪는다.

☐ 나는 여행할 때마다 설사하거나 식중독에 자주 걸린다.

☐ 나는 종종 파김치가 된다.

☐ 나는 오래 잠을 자지 않으면 아프곤 한다.

☐ 나는 스트레스를 계속 받으면 아프다.

☐ 나는 감기에 한 번 걸리면 몇 주를 앓는다.

점수 계산: 각 유형별로 체크한 항목 수를 더한 것이 점수다(1항목 당 1점). 가장 높은 점수가 나온 유형이 당신의 대표 유형이다. 그러나 다른 면역 유형에서도 높은 점수가 나올 수 있다. 앞에서 말했듯, 당

신은 여러 유형에 속할 수도 있다. 다음은 유형별 실제 사례들이다. 우선 가장 높은 점수의 유형에 집중하여 읽어 보자.

'다발성 면역'의 증상과 생활습관

현재 55세인 그렉은 석유화학 회사의 임원이다. 그는 1차 병원에서 고혈압 치료에 적합한 약 처방이 더 필요하며, 지금 '당뇨병 전단계'라 조만간 당뇨약도 처방받을 수 있다는 경고를 듣고 내 진료실로 찾아왔다. 그렉은 언제나 일을 우선순위에 두었다. 하루에 10~12시간씩 근무하는 경우가 잦았고 그 덕분에 고속승진을 하며 영향력 있는 자리까지 오를 수 있었다. 그는 항상 도전을 두려워하지 않으며, 계약 성사를 그 어느 것보다 사랑하는 자신을 '아드레날린 중독자'라고 했다. 세계 여러 곳을 여행했는데, 주로 중국과 남아메리카 지역에 가서 클라이언트를 만나 고급 식당에서 음식을 먹고는 했다. 그러나 최근에는 시차 적응이 쉽지 않아 회복 시간이 전보다 길어졌고, 일어나는 시간도 불규칙해져 하루에 6시간 정도밖에 자지 못할 때가 많았다.

그렉은 몇 년간 크로스핏을 즐겼지만, 어느 순간부터 시간이 맞지 않아 자주 빠졌고 앉아 있는 시간도 늘어났다. 지금은 운동할 시간이 거의 나지 않는다. 솔직히 말하자면 운동할 기분이 들지 않는다. 또한 사람들의 이름을 깜빡하기 시작했고 예전보다 냉철한 사고가 되지 않는다는 느낌이 든다. 아버지가 알츠하이머병을 앓았기 때문에 이런 증상이 매우 걱정스럽다. 밤에 잠깐 눈을 붙이고 일어나면 에너지를 끌어올리기 위해 강한 에너지를 얻을 수 있다는 '방탄 커피'로 하루를 시작한다. 아침을 자주 걸렀고 먹더라도 그래놀라 정도로 때웠다. 점심은 테이크아웃으로 해결했고, 오후에는 커피 양을 늘리거나 단것을 먹어서 에너지를 끌어올렸다. 클라이언트와 저녁 약속이 없으면 집에서 가족과 식사를 하지만, 보통 7시를 훌쩍 넘긴 시간이었다. 바쁘고 힘든 하루를 보내고 나면 위스키나 포도주를 마시며 휴식을 취했다. 그렉은 일을 정말 사랑했지만, 스트레스를 받는 것은 어쩔 수 없었다. 최근 들어 아내와 십 대 아들과의 말다툼이 점점 늘었고 인내심이 갈수록 부족해지는 느낌이다.

그렉은 지난 4년간 무릎과 손, 발에 통증이 생겨 타이레놀이나 소염진통제를 먹으며 버텼다. 어느 순간 얼굴에 주사피부염(주로 코와 뺨 등 얼굴 중앙 부위에 발생하는 만성 충혈성 질환 – 역자주)이 생겼지만, 병원에서는 아일랜드 태생인 그의 유전적 소인이라고 했다. 팔꿈치에는 부분적으로 건선이 생겨서 고생했고, 잦은 속쓰림으로 위산억제제인 프릴로섹을 '몇 년간' 불규칙적으로 복용했다. 2년 전 회사 건강검진에서 혈압이 148/90으로 높게 나왔고, 중성지방(트리글리세라이드) 수치도 250으로 높았으며, 총콜레스테롤 수치도 240으로 꽤 높게 나왔다. 또한 2년 사이 몸무게가 약 14kg 이상 늘며 비만의 경계선에 서게 되었다. 그는 고혈압 치료에 쓰는 이뇨제와 베타차단제를 복용했고, 콜레스테롤 수치를 조절하기 위해 스타틴을 복용했다. 하지만 이뇨제 때문에 밤중에 한 번씩 화장실을 가면서 깊은 잠을 자지 못했다. 최근에는 발기부전 증상이 부쩍 심해지기도 했다. 얼마 전 병원에 갔을 때 공복혈당이 105(80 미만이 정상)가 나왔다. 하지만 이런 증상에도 감기에 잘 걸리지 않았고, 기억하기로는 독감에 걸린 적은 한 번도 없었다. 그래서 항상 자신은 매우 건강하고 회복력이 빠르다고 생각했다.

그렉의 생활 방식과 습관을 보니 현재 얼마나 많은 염증이 생기고 있고, 여러 질병이 나올 준비를 하고 있는지 잘 알 수 있었다. 더 확실한 결과를 위해 혈액 검사도 했다. 그렉은 스타틴을 복용하고 있어서 총콜레스테롤 수치는 160으로 평균치였지만, 보통 '좋은' 콜레스테롤이라 부르는 고밀도콜레스테롤HDL은 48밖에 되지 않았다. 고밀도콜레스테롤은 나쁜 콜레스테롤이 몸 밖으로 나가도록 돕는다. 이 수치는 규칙적으로 에어로빅 같은 운동을 하면 올릴 수 있다. 반면 혈관 염증을 일으키는 '손상된' 콜레스테롤인 저밀도콜레스테롤LDL 수치는 높았다. 1 미만이 정상인 C-반응성단백 시험에서는 12가 나왔다. C-반응성단백의 수치는 전신 염증을 평가할 수 있는 훌륭한 지표다. 혈관 질환을 알 수 있는 또 다른 검사도 진행했다. 그렉의 호모시스테인 수치는 22였는데, 평균보다 4배 높은 수치였다. 이 수치가 높으면 심장병이 생길 수 있지만, 대개 비타민B 보충제로 상태를 금방 호전시킬 수 있다.

그렉의 인슐린 수치는 32를 훌쩍 넘었다. 나는 당뇨병에서 인슐린을 탄광 속 카나리아로 비유한다. 위험을 예고하는 조기 경보라는 말이다. 병원에서는 당뇨병을 진단할 때 공복혈당과 당화혈색소(헤모글로빈A1c) 수치로만 판단하기 때문에 인슐린 검사는 잘 하지 않는다. 그러나 인슐린 수치는 당뇨병으로 진단받기 몇 년 전부터 만성적으로 올라가기도 한다. 높은 수치는 곧 인슐린 저항성을 가리키며, 췌장이 높은 혈당을 낮추기 위해 힘들게 노력하고 있다는 의미다. 인슐린 수치가 높아지면 몸에서 지방을 태우지 말라고 지시하기 때문에 살이 빠지지 않기도 한다. 높은 혈당은 포도당이 적혈구 내 혈색소를 '당화'하거나 혈색소와 결합해서 혈관을 손상시켜 염증 반응을 유발한다.

성호르몬과 부신피질호르몬 검사도 했다. 모든 환자에게 하는 검사다. 그렉의 경우 스트레스에 반응하는 부신피질호르몬인 코르티솔 수치는 완만하게 올랐지만, 코르티솔의 일주기 리듬은 완전히 엉망이었다(코르티솔의 일주기 리듬이 아주 중요한 이유는 6장에서 자세히 설명하겠다). 즉 아침에 분비되는 그렉의 코르티솔 수치는 매우 낮았지만 늦은 아침부터 치솟았다가 오후에 곤두박질치고 그 후 수면 시간이 다 될 무렵에 다시 올라갔다. 코르티솔은 염증을 유발하기도 하고 항염증 작용을 하기도 하면서 염증을 중재하는 중요한 역할을 한다. 증상과 검사 결과를 보니 그렉은 전형적인 다발성 면역 유형이었다.

만약 그렉의 이야기가 일부(아니면 전부!) 공감이 되고, 다발성 면역 유형 테스트에서 5점 이상이 나왔다면 당신의 건강 문제는 몸에서 염증 반응이 너무 잦아 통제를 잃어서 생긴 것이다. 이 유형에 속하는 사람은 특정 질병을 진단받은 적이 없다. 또한 일을 쉬거나 일정을 모두 취소하고 집에서 휴식을 취해야 할 만큼 아프지 않은 경우가 많다. 그러나 사소한 증상들이 동시다발적으로 생기며 몸이 제 기능을 하지 않는다는 느낌을 받는다. 약간의 불면증, 통증, 브레인 포그(머리에 안개가 낀 것처럼 멍한 느낌이 지속되는 상태 – 역자주), 약하지만 만성 스트레스와 간헐적인 성기능 장애 같은 증상을 겪는다. 정작 검사를 받으면 '걱정스러운' 단계이나 '약을 처방'받을 단계는 아니라고 나온다.

당신이 이 유형이라면 책 후반부에 나오는 맞춤형 권장 사항을 유심히 살펴보길 바란다. 다행스럽게도 이 유형은 몇 가지 핵심 생활 습관만 바꾸면 염증의 부정적인 사이클을 바꾸고 여러 증상도 아주 빠르게 사라지게 할 수 있다! 통제되지 않는 염증은 심장병, 대사증후군, 비만, 당뇨병, 자가면역질환, 알츠하이머병 등 오늘날 사람들에게 고통을 주는 여러 질병의 핵심 원인이다. 그러니 염증을 통제하여 당신의 면역 체계가 위험한 미생물을 효과적으로 없애고, 당신이 건강하게 오래 살 수 있도록 돕는 것과 같은 정말 중요한 임무에 집중할 수 있도록 돕자.

'판단 오류 면역'의 증상과 장 건강

레이첼은 젊은 변호사다. 로펌에서 일을 시작하고 1년 뒤인 스물여섯에 류머티즘성 관절염을 진단받았다. 오래 사귄 남자친구와 헤어져서 엄청난 스트레스를 받던 시기였다. 자신을 완벽주의자라 칭하던 레이첼은 회사에서 늦게는 10시까지 일하고 주말에는 집에서 잔업을 하고는 했다. 손마디가 뻣뻣해지고 아픈 증상이 처음 나타났을 때는 소염진통제를 매일 먹었다. 종일 키보드를 사용하고, 새벽 6시에 킥복싱 수업을 다니기 때문에 생기는 증상으로 보고 대수롭지 않게 넘겼다. 그러다 손가락 관절이 부어오르고 발에도 통증이 오자 병원을 찾았다. 손 엑스레이를 찍고 몇 가지 검사를 받았는데 초기 류머티즘성 변형의 형태와 일치하는 엑스레이 결과가 나왔고, 더 정확한 진단을 위해 의사는 류머티즘성 관절염의 활성화를 확인할 수 있는 항CCP항체검사anti-CCP를 권했다. 검사 후 레이첼은 프레드니손(항염증 스테로이드제)을 처방받고 그 후에 메토트렉세이트(면역억제제)를 처방받았다. 하지만 차도가 미미해 의사는 다시 면역조절 약인 휴미라를 추천했다. 레이철은 주변에서 자가면역질환을 좀 더 '자연적인 방법'으로 치료할 수 있다는 말을 듣고 내 진료실을 찾게 된다.

나는 먼저 레이첼의 배경부터 알아보기로 했다. 그녀는 꽤 평탄한 어린 시절을 보냈다. 단지 어릴 때 패혈성 인두염을 자주 앓아서 항생제 처방을 여러 번 받았다는 사실이 눈에 띄었다. 그녀는 장거리 경주를 하는 크로스컨트리팀에 들어가서 운동한 적이 있고, 몸에 좋은 음식을 따로 챙겨 먹지는 않았다. 열여섯 살 때 살이 많이 빠지면서 생리를 9개월간 하지 않았다. 또 그쯤에 여드름이 많이 나서 놀림을 받자 여드름을 없애려고 온갖 크림을 바르고 미노사이클린(항생제)도 먹어 보았다고 한다. 그리고 다른 여드름 치료제인 아큐탄을 1

년간 꾸준히 복용했고, 피임약도 같이 먹으면서 피부가 깨끗해졌다. 대학 졸업 후 태국과 베트남을 몇 주간 여행하면서 설사와 고열로 매우 고생했지만, 따로 치료는 받지 않았고 자연적으로 나았다. 법대에 들어가서는 밥을 먹고 나면 가스가 많이 찼고, 복부팽만을 느꼈으며, 설사하는 횟수도 늘었다. 병원에서는 과민성대장증후군이라 진단했고 증상 완화를 위해 린제스(진경제)를 처방받았다. 레이첼은 온라인에서 글루텐과 유제품이 증상을 악화한다는 정보를 보고 이후부터 관련 식품을 끊었다. 증상이 조금 나아지는 듯했지만, 여전히 스트레스를 받을 때면 설사를 하거나 변비가 오는 등 장 상태가 오락가락했다.

레이첼이 내 진료실을 방문했을 당시 그녀는 충분히 자도 피곤하고 불안감을 느끼며 어떤 것에도 동기부여가 되지 않는다고 말했다. 그리고 자신의 직업이 정말 잘 맞는지 의구심이 들고 가끔 멍해져서 일에 집중할 수 없다고 했다. 게다가 질염과 요로감염에 자주 걸렸다. 그래서 항생제를 먹기 싫었지만 어쩔 수 없이 1년에 몇 번은 먹어야 했다.

그녀의 위장 증상을 듣고 나서 우선 마이크로바이옴 대변검사를 진행했다. 그 결과, 자가면역을 유발하기로 악명높은 박테리아인 '클렙시엘라 뉴모니아'의 수치가 높게 나왔다. 게다가 비피더스균과 락토바실러스 같은 장 건강에 좋은 박테리아 수는 적고, 진균인 캔디다 알비칸스의 수가 많아서 마이크로바이옴의 균형이 틀어졌다는 사실을 알 수 있었다. 식품 과민증 검사에서는 콩, 글루텐, 우유에 항체가 있었다. 갑상선 호르몬 수치는 정상이었지만 갑상선에 대한 항체 수치가 높아서 하시모토병이라는 갑상선 자가면역질환이 생길 가능성이 크다는 사실을 알게 되었다. 레이첼은 전형적인 판단 오류 면역 유형이었다.

당신이 자가면역질환을 진단받은 적이 있다면 레이첼처럼 판단 오류 면역 유형일 것이다. 사실 이 유형은 하루아침에 나타나지 않는다. 아주 많은 요인이 모여 나타난 결과지만, 특히 스트레스, 장 마이크로바이옴 불균형, 감염, 독소의 원인이 크다. 당신이 판단 오류 면역 유형에 속하고 현재 자가면역 증상으로 힘들더라도 병원에서는 약만이 유일한 치료법이라 말할 것이다. 즉 평생을 통증과 불편함, 그 외 다른 증상을 겪으며 보내게 된다는 의미다. 하지만 나는 약이 하나뿐인 치료 방법이 아니며 내가 충분히 도움을 줄 수 있다고 이야기해 주고 싶다. 나를 찾아온 같은 유형의 수십 명의 환자는 이미 식단과 생활 방식을 바꿔서 더 나은 삶을 살고 있기 때문이다. 그중 일부는 심지어 자가면역 증상이 나아지거나 약을 먹지 않아도 되는 상태에 이르기도 했다.

레이첼의 이야기가 당신과 비슷하다 생각된다면, 장 건강을 다룬 7장을 주의 깊게 살펴보길 바란다. 이미 자가면역질환을 진단받았든, 자가면역질환이 가족 내력이든, 당신이 곧 그런 질환에 걸릴 것이라는 의심이 들든지 상관없다. 면역 체계의 70% 이상이 장에 살고 있다. 판단 오류 면역 유형에서 벗어나 건강해지고 싶다면 장 속 미생물이 당신과 협력하도록 해야 한다.

'과활동성 면역'의 증상과 독성 자극

켈리는 32세 예술가다. 그녀는 어느 봄날 밖에서 조깅을 하다 극도로 숨이 차는 경험을 하게 된다. 달리기광이었기에 평소에 호흡 문제가 있던 적이 없지만, 어릴 때 천식을 가볍게 앓았고 '자라면서' 서서히 나았다고 한다. 그녀는 호흡기 내과에 갔고 의사는 운동 유발 천식이라 진단하며 알부테롤 흡입기를 처방하여 달리기 전에 사용하도록 했다. 흡입기는 도움이 되었지만, 이제는 자신이 운영하는 도예 공방에 갈 때마다 기침하거나 쌕쌕거리는 증상이 잦아지기 시작했다. 그리고 일할 때면 코가 막혔고 콧물이 목으로 넘어가는 후비루 증상도 더 심해지는 것을 느꼈다.

그녀는 예전부터 봄과 여름이면 재채기를 했고 눈이 가려웠다. 십대 때는 꽃가루와 먼지 알레르기가 심해서 알레르기 주사를 몇 년간 맞았고 대학교에 들어가면서 맞지 않았다고 한다. 하지만 알레르기 증상 때문에 항히스타민제인 지르텍을 매일 복용했다. 이 약은 어느 정도 도움이 되었지만 약을 먹으면 눈이 건조해지기도 했다. 약으로 증상을 없애고 최상의 컨디션이 되기에는 역부족이었다. 어릴 때는 무릎 뒤쪽과 팔꿈치 주름 쪽에 습진이 자주 생겼고, 지금은 다 없어졌지만 두드러기가 '불규칙'하게 나기도 했다. 특히 고양이가 주변에 있으면 항상 그랬다. 피부가 매우 민감해서 향이 있는 로션, 비누, 세탁세제를 사용하면 뒤집히기 때문에 최대한 저자극성 제품을 쓰려고 했다.

지난 몇 년간은 일 년에 적어도 두 번씩 축농증이 생겼고 보통 알레르기 증세가 아주 심할 때마다 그랬다. 낫는 데도 어떨 때는 몇 주가 걸리고 꼭 스테로이드제와 항생제를 먹어야 차도가 있었다. 증상이 너무 심해서 이비인후과에서는 축농증 수술을 권하기도 했다. 켈리는 음식 알레르기는 없다고 생각했는데 최근 몇 년간 달걀을 먹을 때마다 속이 메스껍고 특정 견과를 먹으면 입과 목이 조금 간지럽다는 사실을 알게 되어 최대한 자제하려고 노력했다.

검사 결과, IgE 항체 수치가 매우 높은 수준인 850이었다. 2장에서 말했듯이 IgE는 히스타민 분비를 자극해 모든 종류의 알레르기 증상, 즉 재채기나 코막힘, 심지어 아나필락시스까지 일으키는 항체다. 그리고 알레르기 혈액 검사 결과, 꽃가루, 고양이 비듬, 집먼지 진드기에서 양성 반응이 나왔다.

켈리의 증상이 당신과 비슷하다고 생각하고, 과활동성 면역 유형에서 높은 점수가 나왔다면, Th2 극성을 가지고 있을 가능성이 크다. 그러니 면역 회복 계획을 짤 때 Th1 반응을 강화하는 권장 사항에 집중해야 하며, 알레르기 반응을 낮추는 방법을 따라야 한다.

'약한 면역'의 증상과 낮은 항체 반응

빌이 내 진료실을 찾았을 당시가 3월이었는데, 1월 이후로 벌써 네 번째 항생제 처방을 받았다고 했다. 축농증은 도통 나을 기미가 보이지 않았고, 기관지염도 두 번 앓았다. 서른다섯 살이던 빌은 약한 면역력이 걱정되어 병에 자주 걸리지 않는 방법을 열심히 찾던 중이었다. 그리고 그 원인은 어린 두 자녀가 학교에서 자주 옮겨오는 바이러스와 과거에 금전 문제로 인해 받았던 스트레스라고 생각했다. 직장을 그만두고 사업을 시작했지만, 고생을 많이 했다고 한다. 일하는 시간이 길었고, 이어진 컴퓨터 작업에 잠을 제대로 자지도 못했다. 너무 피곤해서 아침에 일어나기가 힘들었고 오후에는 졸음을 참기 어려웠지만 바빠서 낮잠 잘 시간도 없었다. 그리고 잦은 병치레로 결벽증이 생겼다고 한다. 손 소독제는 필수품이었고 사람이 많은 곳은 가능한 한 피했다. 빌은 자신이 걱정이 많은 사람이라 생각했고 항상 불안감이 가시지 않아서 항우울제인 SSRI(세로토닌 재흡수 억제제)를 복용했다. 과거에 마라톤 연습을 할 때는 감정 조절이 좀 더 잘 되었지만, 지금은 다시 시작할 시간이나 기력이 없었다.

어릴 때도 감기에 자주 걸려서 십 대 때는 '걸어 다니는 폐렴'이라 불리기도 했다. 부모님은 그가 미숙아로 태어났고 '약한' 폐 때문에 약을 오래 먹었다고 알려주었다. 대학교 1학년 때는 전염성 단핵증에 걸려 한 달간 학교를 빠지기도 했다. 위가 약했지만, 최근에는 장 상태가 더 불안정해져서 설사를 자주 했다. 특정 음식을 먹으면 복부팽만 증상이 나타났지만, 정확히 어떤 음식인지 찾을 수 없었다. 과거에도 식중독에 몇 번씩 걸렸기 때문에 뷔페나 초밥집은 최대한 피하고 요리할 때도 모든 식품을 아주 꼼꼼하게 씻었다. 그는 또한 몇 년 전 친구들과 북부 캘리포니아로 캠핑을 갔을 때 편모충에 감염된 적이 있다.

검사 결과, 항체 수치는 꽤 정상으로 나왔지만 1월에 폐렴백신을 맞았음에도 충분한 항체 반응이 나오지 않았다. 그리고 엡스타인-바 바이러스에 대한 특정 형태의 항체에 양성 반응이 아주 높게 나왔는데, 이는 바이러스가 재활성화되어 복제하고 있다는 의미였다. 그의 대변검사 결과, 소장과 대장에서 보호 역할을 하는 주요 항체인 분비형 IgA의 수치가 낮았다. 비피더스균과 락토바실러스 같은 좋은 박테리아의 수도 매우 적었다. 코르티솔 수치는 변화가 거의 없었다. 아침에는 중간에서 시작하지만, 점점 낮아지면서 종일 그 상태로 유지되었다. 아침 소변 검사에서는 멜라토닌 수치가 아주 낮게 나왔다. 빌의 몸은 바이러스와 박테리아 감염과 싸우는 데 문제가 있었다. 게다가 백신 효과도 미미했다. 쉽게 지치고 잠은 부족하며 만성 스트레스와 면역 억제로 코르티솔이 평균보다 낮게 분비되었다. 확실히 약한 면역 유형에 속하는 사람이었다.

당신도 빌과 비슷한 경우이고 약한 면역 유형에서 가장 높은 점수가 나왔다면, 주변에 있는 '모든 것에 전염되는' 느낌을 받는 사람일 것이다. 항상 세균을 조심해야 하고, 회복 속도도 느리다. 그리고 이제 나았다 생각되면 금방 다른 증상으로 이어질 가능성이 크다. 마치 목감기에서 코감기로, 다시 기침 감기로 이어지듯이 말이다. 당신이 약한 면역 유형에 속한다면 계속 이런 식으로 평생 살아야 한다고 생각할지도 모르겠다. 절대 그렇지 않다! 생활 방식 중 몇 가지를 바꾸고 면역력을 높이는 특정 보충제를 먹으면 당신의 면역 체계는 모든 침입자에게 더 효율적으로 반응할 수 있다. 약한 면역 유형의 경우 보통 선천 면역과 획득 면역을 모두 강화해야 한다. 책 후반부에 면역 체계를 '강화'하는 특별한 권장 사항에 집중하라. 그러면 당신도 호전된 상태를 경험하는 사람의 그룹에 속하게 될 것이다!

당신이 그렉, 레이첼, 켈리, 빌과 똑같은 상태가 아니더라도 괜찮다. 사람은 각기 다른 특징이 있고 유전적으로도 다르다. 그러니 굳이 저들과 공통된 증상을 모두 가질 필요는 없다. 이제 우리는 실제 사례를 통해 네 가지 면역 유형이 어떤 식으로 생기는지 잘 알게 되었다. 다음 단계는 불균형에서 어떻게 빠져나와서 다시 조화를 이룰지 알아보는 것이다. 우리는 이미 네 가지 특정 면역의 패턴을 알고, 이 패턴이 모두 T세포의 극성과 관계가 있다는 것도 안다. 그러니 면역 회복 계획의 중요한 목적 중 하나인 극성을 바꿔서 다시 균형을 맞춰 보자. 그러면 면역 기능도 회복되어 건강해질 것이다. 이제 퍼즐의 중간으로 들어갈 시간이다.

T세포 극성이 만드는 네 가지 면역 유형

지금까지 면역 체계가 어떤 식으로 움직이고, 무엇이 체계를 위험에 빠뜨릴 수 있는지를 다양하게 알아보았다. 나는 2장에서 'T세포 극성'이라는 개념을 소개했다. 네 가지 유형을 이끄는 아주 중요한 기본 개념이다. 매일 당신의 면역 체계는 바이러스, 박테리아, 기생충, 자극물, 독소, 음식, 스트레스, 수면 부족 같은 여러 위협을 처리한다. 이런 유발인자들이 얼마나 만성적인지, 그리고 면역 체계가 어떤 식으로 반응하는지에 따라 면역 체계가 쉽게 균형을 잃을 수도 있고 아닐 수도 있다. T세포가 한쪽으로 치우쳐서 생성되는 경향을 T세포 극성 또는 지배라 부른다. 적이 나타나면 면역 체계는 한쪽에 힘을 실어 주면서 정확한 면역 반응을 일으킬 수 있게 되는데, T세포 극성이 한 방향에 갇혀 버리면 끝없이 반복되는 사이클이 시작될 수도 있다. 이러한 T세포 극성의 사이클이 면역 유형의 핵심이고, 면역 회복 계획에서 우리가 목표로 삼는 부분이다.

더 자세히 설명하면 이렇다. 보조T세포는 면역에 관련된 모든 행동을 지휘하기 때문에 획득 면역 체계의 우두머리라고 할 수 있다. 이들은 사이토카인을 분비하고, 살해T세포에게 할 일을 알려주며, B세포가 세균에 대해 항체를 형성하도록 지휘한다. 기억해 두자. 당신의 초기 면역 반응은 꽤 정형화되어 있지만(외부 물질이 체내로 들어오자마자 대식세포나 호중구 같은 세포 군단이 재빨리 그 자리로 가서 문제를 확인하고 가능하다면 침입자를 바로 에워싸고 없앤다), 획득 면역 반응은 특정 위협에 따라 그때그때 다르게 일을 처리한다(T세포와 B세포는 사이토카인을 분비하고, 직접 균을 없애며, 나중을 위해 기억을 저장하고 재감염 시 바로 인식하도록 항체를 형성한다). 수지상세포와 같은 선천 면역 체계는 항상 최전선에서 문제를 일으키는 침입자의 일부를 싹둑 잘라 림프샘으로 가져간다. 그다음은 보조T세포의 차례다. 마치 수지상세포가 도착해서

"이봐! 지금 아데노바이러스가 들어와서 부비강에 문제를 일으키고 있어!" 또는 "지금 장에 편모충이 들어왔어! 누가 해결할래?"라고 말하는 것과 같다.

우리는 2장에서 보조T세포의 대표적인 네 종류(Th1, Th2, Th17, 조절T세포)를 배웠다. 이제 각각이 가진 의미와 면역 유형에 끼치는 영향을 더 자세히 알아보자.

- **Th1**: Th1세포는 우리 몸에 들어온 박테리아와 바이러스에 반응하여 생성된다. 순수한 T세포가 Th1 형태로 분화하면, 세포독성T세포와 NK세포를 모집할 수 있는 염증성 사이토카인을 대량 분비하게 된다. 그래서 세포로 침범하는 바이러스와 박테리아를 없애려고 할 때는 Th1세포가 많이 만들어진다. 이 세포가 많으면 면역 반응이 활발해지지만, 너무 과해지면 통제되지 않을 수도 있다. 사람들이 Th1세포의 지배에 갇히게 되면 과한 염증 반응이 나타나고, 관절염, 당뇨, 심장병, 여러 자가면역질환의 문제가 발생하게 된다. 하지만 강력한 Th1 지배로 인해 호흡기 질환이나 알레르기에는 대체로 자유롭다. 보통 이런 사람들은 다발성 면역 유형이거나 판단 오류 면역 유형이고 둘 다에 해당하기도 한다. 약한 면역 유형에 속하는 사람들은 Th1세포 수를 늘리면 감염을 해결하는 데 도움을 받을 수 있다. 과활동성 면역 유형에 속한 사람은 균형을 맞추기 위해 Th1세포의 활동을 늘려주면 좋다.

● **Th2:** 기생충에 감염될 때 활성화되는 세포다. 축농증과 방광염처럼 체내로 이어지는 구멍이나 피부 표면에 박테리아가 증식할 때 활성화되기도 한다. 중금속 같은 독소 역시 비슷한 면역 반응을 끌어낸다. Th2세포는 필요한 장소로 보낼 면역 세포를 모으기 위해 사이토카인을 분비하고, B세포를 자극하여 알레르기 항체인 IgE를 생성한다. 이 모든 작업은 문제가 되는 병원체를 없애고 치우기 위해서다. 그래서 Th2가 우세한 사람은 천식, 습진, 음식 알레르기, 축농증 등의 알레르기 질환이 있을 가능성이 크다. IgE 항체가 히스타민을 분비하여 두드러기, 콧물, 부종, 코막힘, 과도한 점액 생성 같은 알레르기 증상을 유발하기 때문이다. 보통 면역 반응이 엉망이 되면 나타나는 증상이다. Th2세포가 우세한 사람은 과활동성 면역 유형에 속한다. 감염이나 증상을 촉발하는 원인을 완전히 해결하지 않으면 자가면역질환이 생기기도 한다.

● **Th17:** 이 세포가 발견된 지는 얼마 되지 않았는데, 자가면역질환의 근본 원인을 찾던 연구원이 처음 확인했다. Th17이 자가면역질환을 일으키는 진짜 원인임을 알기 전까지 과학자들은 Th1세포가 원인이라 생각했다. Th17세포는 다량의 염증성 사이토카인을 분비한다. 이 물질은 특정 박테리아, 효모, 기타 곰팡이 감염과 싸우는 데 강력한 무기이지만, 자가면역 활동을 유발하여 염증성장질환, 쇼그렌 증후군, 다발성경화증, 루푸스, 류머티즘성관절염을 일으키기도 한다.[1][2][3] 판단 오류 면역 유형에 속

한 사람 대부분이 과도한 Th17 극성을 가지고 있을 것이다.

● **조절T세포:** 보조T세포의 네 번째이자 마지막 세포다. 면역 반응을 차단하는 역할을 한다. 그러니 이 세포가 없다면 몸에는 엄청난 문제가 생길 것이다. 역할을 자세히 살펴보면, 조절T세포는 면역 체계가 체내 조직을 무시하게 하거나 면역관용으로 유도한다. 이런 행동은 자가면역질환과 알레르기를 예방하는 데 중요하다. 하지만 때로는 암세포가 면역 체계의 레이더에 잡히지 않고 퍼지는 데 이용당하기도 한다. 이 세포는 마치 중재인처럼 염증성 반응이 높으면 가라앉히고, 면역 반응이 통제되지 않으면 균형을 맞춘다. 몸속 평화를 위해 조절T세포가 많으면 좋지만, 그렇다고 너무 많으면 면역 반응이 약해져 위험한 물질을 없앨 수 없다. 다발성, 판단 오류, 과활동성 면역 유형에 속한다면 이 세포의 양을 늘리는 것이 균형을 맞추는 데 좋다. 자세한 방법은 잠시 후 알아볼 것이다.

이제 정리해 보자. 면역 회복 계획에 들어가기 전에 기억해야 할 부분은, 최상의 면역 체계를 만들려면 세포 단계에서부터 작업해야 한다는 것이다. 이제부터 할 일은 다음과 같다.

1. 면역 체계를 방해하는 불필요한 염증을 제거하여 더 중요한 일에 몰두할 수 있도록 한다.
2. 선천 면역 세포를 잘 가꾸고 도와 자신의 임무를 빠르고 효율적

으로 하도록 한다.

3. 문제가 되는 T세포 극성의 균형을 다시 맞춘다. 세포 극성이 특
   정 증상과 질환을 유발할 수 있기 때문이다. 네 가지 보조T세포
   와 네 가지 면역 유형 사이에 완벽한 상관관계가 있는 것은 아니
   지만, 이 부분을 무시하고는 건강을 최적화할 수 없다.

긍정적으로 말하자면 T세포 극성은 고정되지 않고 외부 영향에
크게 좌우된다. 가령 주변의 화학물질, 독소, 식단, 스트레스, 만성 염
증 같은 요인에 영향을 받는다. 다발성, 판단 오류, 과활동성, 약한
면역에 속하지 않는 완벽한 면역 체계를 가지면, 선천 면역과 획득
면역 팀이 완벽하게 조직되어서 위험이 생길 때마다 빠르고 정교하
게 움직일 것이다. 면역 회복 계획이 추구하는 목표가 바로 이런 협
력이다.

유형별 면역 회복 작전 개시

당신은 이제 면역 군대의 내부 업무에 어느 정도 익숙해졌고, 만
성 염증과 이 염증이 어떤 식으로 네 가지 면역 유형의 원인이 되는
지 배웠으며, 자신의 면역 유형도 찾았다. 다음은 면역 체계의 건강
에 영향을 주는 요인인 잠, 스트레스, 장 건강, 독소, 식단을 알아볼
시간이다. 지금까지는 큰 그림으로 면역 체계에 접근했지만, 이제는

실생활에 활용할 수 있는 방향으로 접근할 것이다.

그래서 다음 장에서는 다섯 가지의 주요 생활 방식 요인을 면역체계의 건강에 적용해 보고, 면역 체계에 도움을 주는 현실적이고 실용적인 조언을 할 예정이다. 미리 경고하자면, 다룰 부분이 아주 많다! 그러니 모든 것을 기억하거나 따르려고 하지 말라. 당신이 많은 정보에 파묻히지 않도록, 각 면역 유형에 맞는 최고의 조언을 '한눈에 볼 수 있는' 형태로 따로 정리해 두었다.

자, 이제 준비되었는가? 한번 시작해 보자!

PART 2

면역,
회복과
균형으로
가는 길

5장

수면으로 몸의 전원을 끄고
면역 체계 강화하기

10년 전 나는 철인 3종경기를 훈련하면서 매일 아침 출근하여 알레르기 전문의로서 환자들을 진료했고, 통합의학 과정도 수료했다. 동시에 인간관계도 꾸준히 이어나갔다. 새벽 5시에 일어나 수영장에 가거나, 같이 훈련하는 동료와 자전거를 타는 것이 일상이었다. 그렇게 꽉 찬 하루 일정이 끝나면 저녁 늦게까지 컴퓨터 앞에 앉아 있었고, 보통 11시 넘어서 잠자리에 들었다. 나는 습관적으로 매일 6시간에서 6시간 반 정도 수면을 취했다. 해야 할 일이 너무 많아서 '몸을 좀 속이면' 되리라 생각했다. 그러나 제대로 알지 못한 채 속아 넘어간 것은 다름 아닌 나 자신이었다.

수면이 건강에 그다지 중요하다고 생각하지 않았다. 깊은 잠을 자지 않으면 강도 높은 지구력 운동 후에 근육에 쌓인 젖산을 없애지 못하고, 손상된 세포와 근육이 회복되지 못해 쉽게 부상을 입는다는 사실을 몰랐다. 심지어는 렘REM수면 시간이 적으면 기억력이 감퇴하여, 배우고 기억하는 능력이 떨어질 뿐만 아니라 뇌의 노화를 촉진한다는 사실도 몰랐다. 잠을 충분히 자지 않는 동안 내 스트레스 호르몬의 조절력은 점점 떨어졌고, 체중과 감정 조절, 장 건강까지 영향을 받기 시작했다. 몇 년이 지난 지금, 나는 수면 전도사가 되었다. 편안한 잠이 건강한 면역 체계뿐만 아니라 건강한 몸을 만드는 초석이 된다는 사실을 이제는 알기 때문이다.

하루 8시간 수면은 건강을 지키는 가장 확실하면서 간단한 방법이다. 그래서 많은 사람이 이 방법에 관심을 보이지만, 일하느라 너무 바쁘거나 사회생활에 우선순위를 두거나 밤늦게까지 잠이 오지 않아 천장만 멀뚱멀뚱 쳐다보고 있다. 그러나 여전히 많은 사람이 잠을 푹 자지 못해 힘들어한다. 매일 운동하고, 건강한 음식으로 식단을 꾸리며, 식사는 무조건 집에서 만들어 먹고, 술과 단 것을 완전히 끊는 희생까지 하면서도 여전히 잠을 제대로 못 자는 사람이 많다. 무려 5,000만 명의 미국인이 여러 가지 수면장애를 겪고 있고, 미국인 3명 중 1명이 최소 권장 수면 시간인 7시간도 채 안 잔다고 한다(공식 통계로는 뉴욕과 텍사스의 인구를 합친 수보다 더 많다고 한다).

안타깝게도 수면 부족은 하나가 아닌 여러 방식으로 건강에 영향을 준다. 잠을 적게 자는 행위는 단지 다음 날의 피로뿐 아니라 염증과 산화스트레스를 발생시키고 여러 질환에 걸릴 위험을 높인다. 이런 유명한 말이 있다. "잠은 죽고 나서 자겠다." 하지만 수면 부족이

고혈압, 심장병, 비만, 당뇨병, 우울증, 암의 발병 위험을 높인다는 사실을 아는 순간부터 이 말은 완전히 다른 의미로 다가올 것이다. 이 책은 면역 체계를 다룬 책이니, 수면 부족이 병원체를 방어할 능력을 약화시키고, 자가면역질환과 알레르기, 만성 염증의 원인이 될 수 있다는 사실도 예상해 볼 수 있을 것이다.

수면 부족은 네 가지 면역 유형에서 보이는 면역 불균형에 직접적인 영향을 준다. 복잡한 면역 체계 군대는 효율적으로 움직이기 위해 충분한 잠과 건강한 생체리듬에 의지한다. 수면이 지닌 엄청난 능력을 모르는 사람은 매일 밤 자신의 몸을 속이면서 발병 위험을 높이고 있다.

해가 뜨면 깨고 해가 지면 잠들도록 설계된 생체시계

많은 사람이 앞부분을 읽고 이런 생각을 했을 것이다. '흠, 수면 시간은 사람마다 다르지 않나?' 사람마다 수면 '크로노 타입'(24시간을 주기로 각자에게 잘 맞는 활동 시간대 – 역자주)은 다르다고 생각한다. 즉 열혈 저녁형 인간이 있는 반면, 성가신 아침형 인간도 있다고 말이다. 그러나 인간의 몸은 해가 지면 잠이 들고 해가 떠 자연광이 비치는 동안에는 깨어 있도록 만들어졌다. 신체 기능이 생체리듬에 의해 움직이기 때문이다. 생체리듬은 뇌의 시교차상핵에 숨겨진 '생체리듬

관제탑'에서 맞춘다. '일주기리듬' 또는 '생체시계'라고도 하는 이 중
추시계는 태양 주위를 공전하는 지구의 자전을 기반으로 대략 24시
간을 주기로 움직인다. 분명 '대략'이다. 신체가 일반 시계처럼 딱 떨
어지듯 계산되지 않기 때문이다. 대신 신체가 매일 빛에 노출되면
완벽하게 생체시계가 다시 맞춰진다. 아침에 눈을 뜨면, 빛이 망막을
통해 흘러들어와 뇌 속의 중추시계를 조정해 뇌와 몸을 깨운다. 이
신호는 또한 조직과 세포에 있는 '말초시계'를 가동해 호르몬, 소화,
면역 체계를 조절하도록 돕는다(표준시간대가 다른 장소로 이동하거나 표준
시에서 1시간을 앞당기는 서머타임이 몸에 지장을 주는 것도 그 이유 중 하나다).

하루해가 지면 뇌의 솔방울샘(솔방울 모양의 내분비기관 – 역자주)에
서 수면과 각성을 조절하는 멜라토닌 호르몬의 분비를 늘리기 시작
한다. 멜라토닌은 세포의 손상을 막는 항산화 물질이며, 특정한 염증
유발 사이토카인을 조절하여 면역의 균형을 맞추는 역할을 한다. 낮
에 가장 적게 분비되고, 밤이 되면 분비량이 서서히 늘면서 여러 가
지 중요한 신체 변화를 끌어낼 준비를 한다. 예를 들면 졸음이 오게
하고 긴장을 완화시킨다. 혈당, 체온, 혈압에도 영향을 준다. 단, 여기
에 중요한 요소가 있다. 아주 적은 빛으로도 멜라토닌이 충분히 분
비되지 않을 수 있다. 침대 옆 협탁에 켜 놓은 백열등의 빛이 멜라토
닌 분비를 저해해 잠을 방해하는 것이다.

이보다 더 최악인 빛이 있다. 바로 블루라이트(단파장)인데, 멜라토
닌 생성과 수면의 질에 영향을 준다. 1988년 과학자들은 망막 속 특
정 멜라놉신 세포가 블루라이트에 아주 민감하게 반응한다는 사실

을 발견했다.[1] 낮 동안 블루라이트는 신체 기능을 활성화해서 집중력과 감정에 영향을 준다. 그러나 저녁에 노출되면 솔방울샘은 멜라토닌 생성을 빠르게 차단하여 생체리듬의 균형이 깨지게 된다. 안타깝게도 블루라이트는 시계, 컴퓨터, 태블릿, 핸드폰, TV 등 모든 LED에서 나온다. 자려고 누웠어도 침실에 있는 가습기, 충전기, 베이비 모니터, 자명종, 에어컨의 상태표시등에서 나오는 블루라이트는 끊임없이 당신의 잠을 방해한다. 그러니 우리는 푹 잘 수가 없다!

미국인 90%가 자기 전에 블루라이트가 나오는 기계를 사용한다고 한다. 그리고 문자를 보내거나 컴퓨터 작업을 하거나 비디오게임을 하는 행동 등 기기를 더 오래 사용할수록 잠들기가 더 힘들고 아침이 되어도 상쾌한 기분이 들지 않는다.[2] 심지어 눈을 편안하게 해준다는 액정을 사용해도 문제가 될 수 있다. 2014년 하버드대학교 연구팀은 전자책과 종이책을 비교한 실험을 진행했다. 그 결과, 전자책을 읽고 잠든 그룹이 종이책을 읽고 잠든 그룹보다 잠드는 시간이 더 오래 걸렸고, 렘수면(꿈을 꾸고 기억을 저장하는 단계) 시간이 줄어들었다. 8시간을 잔 후에도 전자책을 읽은 그룹이 잠에서 깨는 데 더 오래 걸렸고 피로감이 더 컸다.[3] 불면증과 질 낮은 수면이 전부 블루라이트 때문이라는 말은 아니다. 숙면을 취하지 못하는 이유에는 다른 요인도 많다. 그러나 일단 흔하게 경험하는 빛 노출이 수면에 핵심적인 영향을 주는 것은 분명하다.

면역 체계가 가장 활발해지는 수면시간

내가 굳이 따로 지면을 할애하면서 생체리듬과 블루라이트에 관해 설명하는 이유가 무엇일까? 몸의 여러 기관이 잠잠해지는 수면 시간이 면역 체계에는 매우 활동적인 시간이기 때문이다. 이 말이 생소한 당신을 위해 수면의 각 단계와 여기서 벌어지는 신체 변화를 살펴보도록 하자.

수면은 여러 단계로 나뉘며, 각 단계마다 신체는 다른 기능을 수행한다. 잠이 들기 시작하면 근육이 이완되고 호흡이 느려지면서 빠른 안구운동(렘수면)이 일어난다. 그 후 깊은 잠에 빠지게 되는데, 이때 면역 체계가 완전히 활성화된다. 밤이 되면 림프샘에 있던 순수한 T세포는 선천 면역 세포가 낮에 잡아 온 항원을 확인한다. NK세포는 바이러스를 죽이고 암세포를 찾아다니며 바쁜 시간을 보낸다. B세포는 항체를 만들어낸다. 깊은 잠을 자는 사이 종양괴사인자-알파($TNF-\alpha$), 인터류킨1($IL-1$), 인터류킨6($IL-6$) 같은 염증을 유발하는 사이토카인의 수치가 급격하게 올라간다. 멜라토닌 호르몬의 자극으로 사이토카인이 분비된 후 면역 세포에게 낮에 발견한 외부 물질을 공격하고 없애라고 지시하는 것이다. 잘 때 주로 염증이 생기는 이유는 코르티솔이 밤중에 가장 적게 분비되기 때문이다. 코르티솔은 항염증 반응을 일으켜 염증과 싸우는데, 밤에 코르티솔 수치는 낮아지고 면역 활동은 올라가면서 강력한 항염증 반응이 나오지 않는다.

어떤 형태의 염증이든 낮에는 제대로 힘을 발휘하지 못하다가 밤에 잠을 잘 때면 염증 반응이 활발해진다. 한번 생각해 보자. 피곤하고 열이 나고 아프면 운동이나 일, 외부 활동을 하기보다는 갓난아기처럼 소파에 누워서 자고 싶어진다. 왜 밤에 열이 더 잘나는지, 왜 아프면 잠이 그렇게 쏟아지는지 궁금한 적이 없는가? 바로 해로운 물질을 없애는 데 관여하는 사이토카인이 밤에 나오기 때문이다. 면역 활동과 수면의 이러한 사이클은 양방향으로도 진행된다. 바이러스나 박테리아에 감염되면, 면역 반응은 뇌에 신호를 보내 졸리게 만든다. 한 실험에서 참가자에게 박테리아에서 추출한 소량의 내독소를 주입했더니 비렘수면non-REM 시간이 길어졌다는 사실을 확인할 수 있었다. [4] 감염이 되면, 우리의 몸과 뇌가 수면을 유도하는 사이토카인을 분비해서 잠을 자게 한다는 사실을 확인한 것이다.

추가로 비렘수면 단계에서는 체온을 조절하는 중추신경이 열을 발생시켜 박테리아와 바이러스와 싸우는 데 도움을 준다. 인터페론-감마IFN-γ나 종양괴사인자-알파TNF-α 같은 염증 유발 사이토카인이 열을 발생시키는 데 관여하며, 열이 나면 문제 해결에 더 도움이 된다고 밝혀졌다. 그러나 여기에 문제가 있다. 수면 중 열은 당신이 깊은 수면에 빠졌을 때만 발생한다. 열이 나려면 오한이 생겨야 하는데, 이는 비렘수면 같은 깊은 수면 단계에서만 일어나며, 렘수면에서는 오한이 나지 않게 막기 때문이다.

밤에 면역 체계가 활성화하려면 에너지가 많이 필요하다. 신체 역시 새로운 단백질과 세포, 항체를 많이 만들려면 연료가 필요하다.

다행히 자는 동안에는 기초 대사율이 낮아져서, 낮에 한창 움직일 때만큼 근육에서 많은 포도당을 태우지 않는다. 쓰지 않고 남은 에너지를 면역 체계가 빨아들여 맡은 일을 하는 것이다. 정말 놀랍지 않은가! 마치 신체가 모든 것을 생각하면서 움직이는 것 같다. 심지어 밤에 일어나는 염증 반응에서 나오는 폐기물은 다름 아닌 멜라토닌이 해결한다. 이런 폐기물은 세포를 손상하고 산화스트레스를 유발하는 활성산소 형태로 나오는데, 수면 호르몬이자 강력한 항산화 물질인 멜라토닌이 활성산소 청소부 역할까지 도맡는다.

수면 부족이 면역 체계에 미치는 영향

충분한 수면이 면역 활동과 염증의 환경을 통제하는 반면, 만성 수면 부족은 이런 반응을 약화하고 만성 염증과 만성 질환을 유발한다. 또한 비만을 포함한 광범위한 염증성 질환과도 관계가 있다. 잠을 자지 않으면 배고픔 호르몬을 통제할 수 없기 때문이다. 예를 들어 배고픔을 느끼게 하는 호르몬인 그렐린은 보통 허기질 때 뇌에 신호를 보내는데, 잠을 충분히 못 자면 신호의 강도를 더 높인다. 반대로 포만을 느끼게 하는 호르몬인 렙틴의 분비는 줄어든다. 그래서 수면이 부족하면 배가 자주 고프고 음식을 먹어도 배가 부르지 않게 된다. 비만 자체가 만성 염증 상태라고 보면 되는데, 지방질 세포가 아디포카인이라는 염증 유발 물질을 분비하기 때문이다. 실제로 비만인 사람의 종양괴사인자-알파(TNF-α), 인터류킨6(IL-6), C-반응성단백CRP 수치는 정상인보다 세 배 가량 높다. 세 가지 모두 만성질환 발병률을 높이고 조기 노화를 촉진하는 요인이다. 이제 수면이 염증을 줄이고 체중이 늘지 않게 하는 데 큰 역할을 한다는 사실을 이해하겠는가? 나는 수면이 가장 저렴하면서 즐거운 방식의 다이어트라고 생각한다. 당장 수면 시간을 8시간 확보하자!

수면 부족이 비만과 제2형 당뇨병 같은 다른 염증성 질환에 영향을 주는 다른 경우는 수면 중 혈당 수치가 엉망이 될 때다. 여러 연구에 따르면, 잠을 적게 자는 사람이 나이가 들어서 비만이 되고 제2형 당뇨병에 걸릴 확률이 더 높다고 한다. 11명의 청년을 데리고 실험을 한 적이 있다. 처음에는 6일 동안 하루에 4시간만 자도록 했고, 마지막 날 이들의 포도당 내성을 측정했다. 같은 참가자로 해서 이번에는 6일 동안 하루에 12시간을 자도록 한 후에 수치를 재서 서로 비교해 보았다. 결과는 정말 놀라웠다. 적게 잤을 때 포도당 내성 수치는 곤두박질쳤고 스트레스 호르몬은 급등했다.[5]

수면 실험에서처럼 시간을 많이 제한하지 않아도 결과는 비슷할 것이다. 다른 실험에서는 하루에 6시간 30분 미만으로 자는 건강한 성인과 7시간 반에서 8시간 30분 정도 자는 사람의 포도당 내성 수치를 비교해 보았다. 처음에는 포도당 내성 수치가 두 그룹 사이에 큰 차이를 보이지 않았지만, 점차 잠을 적게 잔 실험자의 몸에서 혈당 균형을 맞추기 위해 인슐린이 평소보다 50% 더 분비되는 현상을 발견했다.[6] 이런 형태가 고착화되면 서서히 인슐린 저항성이 생기고 당뇨병에 이르게 될 것이다. 단지 잠자는 몇 시간을 아꼈을 뿐인데 말이다.

만성적으로 잠을 제대로 못 자는 사람은 스트레스 호르몬인 코르티솔 분비가 늘고 투쟁-도피 반응이 나타나면서 스트레스가 올라간다. 코르티솔 수치는 잠을 자는 밤에 낮아야 하며 새벽 2시가 되기 전까지 올라가서는 안 된다. 그리고 이른 아침 기상할 시간이 되면 가장 높은 수치에 도달한다. 만약 전날 쌓인 피로와 긴장을 풀고 회복해야 하는 한밤중에 코르티솔 수치가 올라가면 우리 몸은 지금이 비상사태라는 경보에 반응하게 된다. 그래서 마치 싸우든지 도피해야 하는 것처럼 신체의 각 기관에 포도당 분비를 촉구한다. 이것이 밤중에 혈당 스파이크 현상이 일어나는 이유다. 이런 문제를 해결하지 않으면 당뇨병과 다른 질환에 걸릴 위험도는 더 높아진다.

이제 우리는 밤이 되면 주 수면 호르몬인 멜라토닌의 지배하에서 면역 체계가 매우 활동적으로 바뀐다는 사실과, 수면 부족은 이런 균형을 깨고 혈당과 호르몬에 나쁜 영향을 줘서 당뇨병과 비만 같은 질환을 유발한다는 사실을 알게 되었다. 더 많은 염증을 앓을수록 면역 체계는 약해지기 때문에 악순환이 아닐 수 없다. 이번 코로나바이러스 대유행에서 배운 것이 하나 있다면, 바로 기저질환이 면역 반응을 매우 약화시킬 수 있다는 사실이었다. 당뇨병, 심장병, 고혈압, 비만 또는 두 가지 이상의 질환을 동시에 앓는 사람이 코로나바이러스뿐만 아니라 다른 심각한 감염병에 걸리면, 중증화되거나 사망할 확률이 훨씬 높았다. 과도한 염증이 있는 몸이나 약한 면역력을 가진 사람은 강력한 새 바이러스를 물리치고 회복할 힘이 없는 것이다.

분명히 당신도 며칠간 밤샘한 뒤 감기에 걸려 본 경험이 한 번쯤은 있을 것이다. 수면 부족이 면역 체계의 즉각적인 반응을 방해했기 때문이다. 심지어 하룻밤이라도 적게 자면, 바이러스성 감염과 싸우는 NK세포 활동이 약해지고 사이토카인 수치도 낮아진다는 연구 결과가 있다. 한 실험에서, 아침에 두 그룹에게 A형 간염 백신을 맞춘 뒤 한 그룹은 밤을 새우게 하고, 다른 한 그룹은 평소처럼 자도록 했다. 4주 뒤 충분히 잔 그룹의 항체 생성률은 밤을 새운 그룹보다 2배가량 높았다.[7] 불면증이거나 만성 수면 부족인 사람이 독감 예방 주사를 맞았을 때도 비슷한 결과였다.[8] 당신이 하루에 7시간 미만으로 자면 8시간 이상 잘 때보다 감기에 걸릴 확률이 3배가량 높다.[9] 더 걱정되는 부분은 잠을 충분히 못 자는 암 환자의 사망률이 더 높다는 연구 결과다.[10] 아마도 암세포를 순찰하는 NK세포의 활동이 약해져서일 것이다.

만성 질환을 예방하고 급성 감염과 싸우는 능력은 모두 수면과 관련 있으므로 수면과 면역 체계는 복잡하지만 분명한 연관성이 있다. 여기서 좋은 소식이 있다. 잠만 충분히 자기 시작해도 면역 체계는 아주 빠르게 원상태로 되돌아갈 것이다. 연구에 따르면, 하룻밤만 잘 자도 NK세포의 활동이 정상 수준으로 되돌아간다.[11] 게다가 혈당 수치가 좋아지고, 스트레스 호르몬 수치가 낮아지며, 다음 날 건강에 나쁜 음식을 먹고 싶은 욕구도 훨씬 가라앉는다. 그리고 집중력과 에너지가 높아지고, 긍정적인 생각도 들 것이다. 이런 즉각적인 반응이 바로 수면이 가진 아주 놀라운 장점이며, 동시에 건강을 최적화하는 데 얼마나 중요한지를 잘 보여 주는 증거다.

사람들은 건강을 향상시키려면 몇 달은 노력해야 한다고 생각한다. 물론 더 건강한 음식을 먹고, 운동하고, 새로운 보충제나 약을 먹는 부분에서는 시간이 다소 걸리는 것이 사실이다. 그러나 수면은 다르다. 당장 오늘 하룻밤만 실행해 봐도 다음 날 아침 건강과 행복의 수준이 확연히 달라졌다는 사실을 바로 깨닫게 될 것이다. 정말 좋은 방법 아닌가?

당신의 수면을 개선할 도구상자

당신이 어떤 면역 유형이든, 만성 질환과 급성 감염을 막기 위해서는 충분한 수면이 필요하다. 사람마다 필요한 수면 도구는 다를 것이다. 그래서 아래에 여러 가지 방법을 나열했으니 하나씩 읽어 보고 어떤 방법이 자신에게 도움이 될지 생각해 보자. 사람마다 일정이 다르고 바꿔야 할 습관도 다르므로 적정한 방법을 택하면 된다. 면역 유형에 따라 나누는 것이 아니니 어느 부분을 개선해야 할지에 집중해서 보면 된다.

결국 인간은 인생의 3분의 1을 자면서 보낸다! 작은 행동이 하나씩 모여서 수면의 질을 얼마나 높이는지 알게 되면 깜짝 놀랄 것이다. 이제 준비되었는가? 자, 시작해 보자!

수면의 질을 높이기 위해서 반드시 해야 할 세 가지 행동이 있다. ① 수면을 우선순위에 놓기, ② 최적의 수면 환경 만들기, ③ 잠들기 전에 마음 가라앉히기다.

1. 수면을 우선순위에 놓기

더없이 행복한 잠을 자기 위해 가장 먼저 시작할 부분은 우선순위 목록 만들기다. 다른 목표를 이루기 위해 수면을 아끼거나 희생해서는 안 된다. 잠은 협상의 대상이 아니다. 미국국립수면재단에서는 성인의 적정 수면 시간을 7~9시간으로 정하며, 매일 7시간 미만으로 자는 사람은 여러 질병에 걸릴 위험이 올라간다고 경고했다. 물론 나이와 건강 상태에 따라 고려할 사항이 다르다. 수면의 질과 실제로 자는 시간 역시 고려해야 한다. 여러 사람의 경험을 토대로 8시간에서 8시간 30분 정도를 목표로 삼고 최소 7시간 이상 자 보자.

충분한 시간을 확보할 자신이 없다면 자신이 하루를 실제로 어떻게 보내는지 찬찬히 생각해 보기를 권한다. 인터넷을 하고 TV를 보고 온라인 쇼핑을 하거나, 삶에 별 도움이 되지 않는 행동을 하면서 얼마나 많은 시간을 허비하는지 알면 깜짝 놀랄 것이다. 하루를 어떻게 보내는지 정확하게 파악한 후에, 불필요한 활동을 줄이고 필요한 활동을 선행하여 수면 시간을 방해받지 않도록 개선해 보자.

멍하게 인터넷을 서핑하는 시간을 줄이는 효과적인 방법 하나는 핸드폰을 자주 보는 일정한 시간에 알람이나 타이머를 맞춰 놓는 것이다. 그러면 목적 없이 인터넷을 보는 시간을 줄일 수 있고, 이런 행동에 얼마나 습관적으로 많은 시간을 보내는지도 확인할 수 있다. 그리고 저녁이 되면 매일 같은 시각을 정해 핸드폰과 컴퓨터를 서랍 등에 넣어 두면 취침 전 기계와 거리를 둘 수 있다. 인간 행동을 연구하는 과학자들은 동기부여나 의지력에 호소하기보다, 결심한 내용을 행동으로 쉽게 옮길 수 있는 환경을 조성하는 것이 건강한 생활 습관을 성공적으로 유지하는 방법이라 말한다. 그러니 이런 방법을 이용해 좀 더 쉽게, 더 오래 자 보자.

2. 최적의 수면 환경 만들기

침실은 잠을 자는 안식처다. 자신의 거주지가 원룸이 아니라면 보통 침실은 사무실이나 주방, 거실보다 작아서 안락함을 느끼게 된다. 침대에 반드시 비싼 시트, 무거운 담요, 쿨링 패드(다 좋은 소품들이지만)까지 필요하지는 않다. 그저 편안한 매트리스, 질 좋은 베개, 부드러운 침구 세트만 있으면 된다. 침실에 상태 표시등이 있는 기계가 있다면 검정 절연 테이프로 불빛을 가려 두자. 창밖에서 밝은 빛이 들어온다면 커튼을 설치해 보자. 밖에서 차 소리가 들린다면 백색 소음 기계를 틀어놓는 것도 하나의 방법이다. 마지막으로 침실은 쾌적하면서 시원해야 한다. 수면에 좋은 적정 실내 온도는 섭씨 18도 정도다.

잠을 잘 자려고 굳이 더 정교한 습관을 지닐 필요는 없다. 대부분 그럴 만한 시간도 없을 것이다. '잠들기 1시간 전에 전원 끄기'에 집중해 보자. 잠자리에 들기 한 시간 전에 TV, 컴퓨터, 태블릿, 아이패

드 같은 전자기기를 모두 끄는 것이다. 핸드폰은 긴급 전화만 사용할
수 있게 '비행기모드'로 설정하여 잠자는 동안 방해받지 않게 하자.

3. 잠들기 전 마음 가라앉히기

불면증은 대부분 아직 벌어지지 않았거나 앞으로도 절대 벌어지
지 않을 법한 일을 두고 고민하다가 생긴다. 다행히 자기 전에 마음
을 가다듬는 방법은 아주 많다. 다음의 방법들을 시도해 보고 그중
에서 자신에게 잘 맞는 것을 하나 골라서 꾸준히 실천해 보자.

- 자기 전에 일기를 쓴다. 걱정거리를 써 내려가다 보면 스트레
  스를 주는 생각을 정리하는 데 도움이 되어 잠이 더 잘 든다고
  한다. 감사할 만한 것을 적는 것도 긍정적인 마음으로 잠자리에
  들게 돕는다. 저녁마다 몇 분간 오늘 하루의 감사 세 가지를 적
  어 보자. 아주 쉬우면서도 효과적이다.
- 호흡 운동을 한다. 걱정스럽고 불안한 상태라면 몇 분간 숨만 잘
  쉬어도 부교감신경계를 가라앉힐 수 있다. 나는 의학박사 앤드
  루 웨일Andrew Weil의 4-7-8 호흡법을 자주 한다. 방법은 이
  렇다. 우선 차분하게 앉는다. 혀끝을 앞니 뒤쪽 입천장에 놓고
  '후' 소리를 내면서 숨을 내뱉는다. 속으로 4초를 세면서 코로
  숨을 들이마신다. 7초를 세며 숨을 참는다. 다시 8초를 세며 입
  으로 천천히 숨을 내쉰다. 이렇게 3번을 더 반복한다. 여기까지
  를 1세트로 해서 총 4세트를 하면 된다. 이 방법이 몸과 마음의

긴장을 푸는 데 효과가 있다는 사실은 임상적으로 증명되었다. 게다가 시간도 몇 분밖에 걸리지 않는다!

앞에서 소개한 세 가지는 건강한 수면을 취하게 돕는 아주 좋은 방법이다. 하지만 이미 다 하고 있다면 다음에 소개하는 새로운 방법을 시도해 볼 수 있다.

4. 마그네슘 요법

마그네슘은 스트레스, 불면, 불안, 근육통, 긴장에 효과가 있어서 종종 '안정' 미네랄이라고 불린다. 그래서 마그네슘 보충제 섭취도 수면에 도움이 될 수 있다. 내가 즐기는 방법은 따뜻한 물을 받은 욕조에 입욕제인 엡솜염(엡솜솔트)을 넣고 몸을 담가서 마그네슘을 흡수하는 것이다. 엡솜염의 주성분이 황산마그네슘인데, 이 성분이 피부와 근육으로 들어오면 몸의 긴장을 푸는 효과가 있다. 따로 엡솜염을 넣지 않고 따뜻한 물에 몸을 담그기만 해도 잠드는 데 도움이 된다.[12] 게다가 욕실에서는 TV를 보거나 문자를 보내는 행동을 할 수 없으니 일거양득인 셈이다.

5. 아로마테라피 이용

에센셜 오일이 수면의 질을 높이고 불안감을 낮추는 데 효과가 있다는 여러 연구 결과가 있다. 나는 라벤더에 베르가모트나 일랑일랑 같은 다른 에센셜 오일을 혼합해 만든 에센셜 오일 디퓨저를 즐겨 사용한다. 이런 종류는 저렴하기도 하고 향기도 정말 좋다. 하지만 디퓨저를 만들기가 복잡하다고 생각되면 스프레이 형태로 된 아로마 오일을 베개에 뿌리는 것도 좋은 방법이다.

6. 가벼운 스트레칭

잠자기 전에 몸을 이완하는 가벼운 스트레칭을 하는 것도 통증, 높은 혈압, 하지불안증후군, 불안감에 좋다. 몇 가지 자세를 취하는 것만으로도 부교감신경계에 영향을 줘서 잠을 푹 잘 수 있다. 하루에 5분 정도만 투자해도 컨디션에 큰 변화를 가져올 수 있다.

7. 허브티 한 잔

긴장을 풀거나 수면을 유도하는 허브차를 마시면 숙면에 도움이 된다. 밤중에 화장실에 가느라 잠이 깰 수도 있으니 잠자기 1~2시간 전에 마시는 것을 권한다. 수면에 좋은 허브차에는 발레리안(쥐오줌풀) 뿌리, 캐모마일, 레몬밤, 홉, 패션플라워(시계꽃) 등이 있다. 나는 주로 트레디셔널메디시널Traditional Medicinals에서 나온 나이티 나이트티Nighty Night Tea나 요기Yogi라는 브랜드에서 나온 베드타임티Bedtime Tea를 마신다(아이허브나 쿠팡에서 쉽게 구매할 수 있다 - 역자주).

8. 블루라이트 차단 안경

수면에 도움을 주는 방법으로 블루라이트 차단 안경을 제안하기도 한다. 요즘에는 가정에서도 멜라토닌 분비를 억제하는 블루라이트가 과도하게 많이 나오는 전자제품이 많다. 블루라이트 차단 렌즈는 보통 호박색이나 주황색이며 파란색 파장을 90% 이상 차단해서 수면의 질을 높일 수 있다고 한다.[13] CFL 전구와 백열등을 블루라이트 차단 전등으로 교체하는 방법도 있다. 찾아보면 정말 다양한 제품을 발견할 수 있을 것이다. 저녁이 되면 밝은 백열등 대신 은은한 빛의 조명을 켜 놓는 것도 도움이 된다.

이 장에서는 수면이 전체 면역 건강에 얼마나 큰 역할을 하는지 배웠다. 자가면역질환, 알레르기, 만성 염증, 약한 면역력을 가지고 있는 내 환자 중에도 단지 수면을 우선순위에 올렸을 뿐인데 눈에 띄게 건강이 호전된 경우가 수십 명이다. 그래서 나는 면역 회복 계획의 첫 단계를 수면으로 시작했다. 수면이 가장 중요하다고 생각하기 때문이다! 꾸준히 운동하고 잘 먹고 스트레스를 잘 관리하더라도 잠을 자지 않으면 면역 체계는 8시간의 권장 수면 시간을 채울 때보다 건강할 수 없다.

물론 나도 수면의 질을 향상하는 것이 말처럼 쉽지 않다는 사실을 잘 알고 있다. 그러나 좋은 소식을 알려주겠다. 뒷장에서 다룰 방법 또한 수면의 질을 향상하는 데 도움이 된다. 수면은 보통 생활 방식의 균형이 깨질 때 가장 먼저 방해받는 요소다. 단지 수면 습관뿐만 아니라 운동 습관, 식단, 특히 스트레스의 정도가 수면에 많은 영향을 주기 때문이다. 그러니 다음 장으로 넘어가 다른 요소들도 자세히 알아보자.

6장

좋은 스트레스와 나쁜 스트레스 최적화하기

생물학을 전공한 나는 여느 졸업생처럼 정확한 미래를 설계하지 못한 상태로 1990년에 대학을 졸업했다. 확실한 꿈은 시간을 들여 찬찬히 생각하기로 하고, 우선은 직장을 구했다. 뉴욕의 명망 있는 록펠러대학교의 브루스 맥쿠엔Bruce McEwen 박사 실험실의 연구원이었다. 그때는 몰랐지만, 이곳에서 일한 경험은 향후 몇 년간 내가 정말 하고 싶은 일을 찾는 데 아주 큰 영향을 미쳤다. 맥쿠엔 박사는 신경내분비학, 특히 스트레스 호르몬이 뇌에 끼치는 영향을 연구하는 분야의 석학이며, 우리가 잘 아는 '알로스타틱 부하'라는 용어를 만든 인물이다. 참고로 '알로스타틱 부하'는 스트레스를 받았을 때 신체가 입는 마모 또는 손상을 의미한다.

내가 배정된 곳은 급성·만성 스트레스가 실험 쥐의 면역 체계에 끼치는 영향을 연구하는 우수한 과학자들이 모인 연구실이었다. 나는 실험실 기구를 나르고, 방사면역측정법으로 측정하고, 빠른 속도의 초원심분리기를 깨지 않으려고 노력하는 신참 연구자였지만, 그당시 심리신경면역학은 과학계에서 떠오르는 분야로 주목받으며 견인력을 얻어 가고 있었다.

그러면 이 학문은 정확히 무엇인가? 심리신경면역학은 기본적으로 인간의 심리 상태가 생물학적 기능에 어떤 변화를 미치는지, 이런 변화가 면역 체계와 건강에 어떤 영향을 주는지 연구하는 학문이다. 그 당시에는 새로운 개념이었지만, 이후 30여 년간 만성 스트레스가 어떤 식으로 면역 체계를 바꾸고 질병을 유발하는지에 관한 연구는 폭발적으로 늘었다. 그러면서 면역에 대한 우리의 인식에 큰 영향을 주었다. 나는 3년 뒤 그곳을 그만두고 뉴올리언스의 의과대학으로 진학했지만, 록펠러에서의 경험은 의사로서 나아가는 길에 많은 영향을 주었다. 그리고 이 책을 쓸 때 스트레스와 면역 체계의 연관성과 관련된 내용의 바탕이 되기도 했다.

현대인의 '투쟁-도피 반응' 문제

사람들과 대화를 나누다 보면 대부분 투쟁-도피 반응을 어느 정도 알고 있다. 확실하지는 않아도 어떤 순간에 몸에서 아드레날린 분비가 급증하여 심장이 빠르게 뛰고 긴장하게 만들어 안절부절못하는 그런 반응이 일어났던 경험은 분명 누구나 가지고 있을 것이다. 때로는 결혼식을 할 때나 사람들 앞에서 상을 받을 때처럼 즐거운 상황에서 나타나기도 한다. 그러나 다른 경우라면 그렇게 좋은 이유가 아닐 수도 있다. 예를 들어 충격적인 소식을 들었을 때, 밤에 어두운 골목길을 혼자 걸어가는데 누군가 따라오는 듯한 때다. 이런 스트레스 반응은 생존에 아주 필수적인 반응이다. 당신의 감정과는 상관없이, 신체를 위험에서 보호하기 위해 에너지를 단숨에 끌어올려 방어하거나 도망치게 만든다. 결국 이런 반응의 궁극적인 목적은 생존이다.

예를 하나 들어보자. 당신이 길을 건너려다 빠르게 지나가는 버스에 거의 치일 뻔했다. 그 순간 뇌의 편도체는 당신의 안전을 해치는 위협을 즉각 감지한다. 그리고 엄청나게 빠른 속도로 교감신경계를 활성화하고, 신경종말과 부신에서 2개의 호르몬인 노르에피네프린과 에피네프린이 혈액으로 엄청나게 쏟아진다. 이 호르몬은 심장박동을 빠르게 하고, 동공을 팽창시켜서 혈액을 대근육으로 이동시킨다. 그리고 포도당 분비를 자극해 혈류로 보내서 당신이 싸우거나 도망칠 수 있는 에너지를 공급한다. 첫 번째 체계가 움직이면 곧바로 두 번째 체계인 시상하부-뇌하수체-부신축이 활성화된다. 우선 시상하부에서 부신피질자극호르몬방출호르몬CRH을 분비하라는 신호를 보내는 것으로 시작한다. 이 호르몬은 시상하부 아래에 있는 뇌하수체로 이동한다. 그러면 뇌하수체는 부신피질자극호르몬ACTH을 신장 위에 있는 부신으로 보낸다. 신호를 받은 부신은 부신피질호르몬 중 하나이자 스트레스 호르몬인 코르티솔을 분비한다. 이 모든 작용은 단 몇 분 내로 이루어진다. 스트레스 요인이 사라지면 부교감신경계는 '이완 반응'을 활성화해서 다시 신체가 균형을 잡도록 유도한다. 이를 '휴식과 소화' 단계라고 부르기도 하는데, 스트레스 반응으로 코르티솔 분비가 급증하면 소화와 수면 능력이 현저하게 떨어지기 때문이다.

스트레스는 왜 문제가 될까? 스트레스 반응이 생존에 필요한 적응이라면, 전문가들은 왜 사람들에게 '스트레스의 위험성'을 경고하고 다닐까? 사실 전문가들이 경고하는 부분은 방금 내가 버스로 예를 든 단기적으로 급박하게 나오는 투쟁-도피 반응이 아니다. 보통 이런 경우는 아주 빠르게 제자리로 돌아오니 말이다. 전문가들이 경고하는 것은 바로 건강에 나쁜 영향을 준다고 알려진 만성적이고 지속적인 스트레스다. 이런 스트레스는 암, 심장병, 우울증, 자가면역 질환과 같은 심각한 질병을 유발할 수 있다.

수천 년 전에도 인간은 여러 가지 단기 스트레스를 해결해 왔다. 식량을 얻기 위해 사냥을 하고 거주지를 찾아 다른 부족과 싸움을 하고 야생동물의 공격을 받기도 하면서 말이다(이렇게 보니 21세기의 삶은 정말 멋진 것 같지 않은가?). 현대 사회는 스트레스의 정도도 다르고 형태와 특징도 매우 다양하다. 그리고 버스 사고처럼 즉각적인 삶의 위협으로 인한 반응이 아닌 경우가 대부분이다. 배우자와의 말다툼, 업무 스트레스, 교통 마비, 재정 문제 등을 생각해 보면 바로 이해가 될 것이다. 그러나 여기에는 다소 황당한 문제가 있다. 신체는 이런 스트레스 요인도 마치 정글에서 마주친 호랑이나 자신에게 달려오는 버스와 같은 방식으로 받아들인다. 겉으로 보기에 사소한 요인이 하루하루 쌓인다고 생각해 보자. 그때마다 신체에서는 투쟁-도피 반응이 일어나게 되고, 결국 시간이 지나면 면역 체계와 질병 상태에도 변화가 생긴다.

스트레스가 몸에 미치는 영향은 우리가 스트레스를 인식하는 방식, 스트레스의 정도, 스트레스 처리 시간에 따라 달라진다. 안타깝게도 현대 사회는 스트레스 반응이 계속해서 활성화되도록 만드는 완벽한 환경을 제공한다. 잘 생각해 보자. 사람들은 흔히 '스트레스 엄청 받아'라고 말하고는 하지만, 사실 스트레스 자체가 몸에 손상을 줄 만할 정도는 아닐 것이다. 그러나 문제는 이 정도 스트레스도 신경 반응과 호르몬 반응을 일으키기 때문에, 결국 면역 체계에 나쁜 영향을 미친다는 점이다. 우리가 스트레스라고 생각하든, 아니면 그냥 상상하든(그렇다, 잔걱정이 많은 사람들 말이다!), 실제로 육체적으로나 정신적 스트레스를 경험하든, 신체에서 일어나는 반응은 모두 같다. 앞에서 언급했듯이 이런 신체 반응은 노르에피네프린, 에피네프린, 부신피질자극호르몬방출호르몬, 부신피질자극호르몬 분비와 관련 있으며, 한 번쯤은 들어봤을 코르티솔이라는 부신피질호르몬과도 연관이 있다.

선진 사회에서 코르티솔의 평판은 별로 좋지 않다. 사람들이 대개 이 호르몬의 부정적인 영향만 이야기해서다. 그러나 투쟁-도피 반응처럼 이 호르몬이 없다면 인간은 살아남을 수 없을 것이다! 사실 코르티솔은 일주기 형태로 계속해서 분비되며, 5장에 나왔던 '중추시계'가 이 호르몬을 조절한다. 하루 동안 코르티솔이 분비되는 주기는 멜라토닌 분비와 완전히 반대다. 과정은 이러하다.

코르티솔 분비는 오전 7시에 최고치를 찍어서 하루를 활기차게 준비하도록 돕는다. 그리고 가장 피곤한 한밤중이 되기 전까지 분비량은 계속 떨어진다(즉, 침실에서 11시 뉴스를 보거나, 밤늦게 배우자와 싸워 스트레스를 받지만 않는다면 이런 패턴은 이어진다). 그리고 아침에 눈을 뜰 때까지 다시 서서히 올라간다. 코르티솔은 이런 예측 가능한 패턴으로 종일 오르고 내린다. 그래서 정확한 수치를 알고 싶다면 시간을 달리해서 여러 번 검사해 봐야 한다. 나는 코르티솔 소변 검사 홈키트로 낮과 밤에 네 번 이상을 검사해서 측정치를 확인한다. 이런 과정이 중요한 이유는 코르티솔 분비가 하루 중 어떨 때는 표준이지만 다른 시간에 매우 낮거나 높을 수도 있기 때문이다. 그러니 여러 번 측정하지 않고서는 정확히 알 수 없다.

코르티솔 검사 옵션

코르티솔 검사는 환자의 상태를 알 수 있는 중요한 진단 평가서다. 많은 사람이 체중 증가, 면역 문제, 피로 등으로 찾아올 때마다 만성 스트레스와 시상하부-뇌하수체-부신축의 기능 문제로 코르티솔 수치가 너무 낮거나 높지 않은지 확인한다. 그러려면 취침 전과 아침 기상 후의 수치를 체크해야 한다.

검사는 일반 검사실에서 할 수 있지만, 하루 날을 잡고 검사실에 머물면서 몇 번씩 피검사를 하지 않는 이상 하루의 코르티솔 수치 변화를 정확히 알 수는 없다. 집에서 타액이나 소변 검사를 할 수도 있다. 둘 다 괜찮지만 소변 검사로는 대사산물까지 확인할 수 있어서 더 좋다. 내분비내과에서 이 검사를 받을 수 있고 자세한 내용도 들을 수 있지만, 이 검사는 보통 의료보험이 적용되지 않는다.

코르티솔은 혈압, 심박수, 혈당 조절을 돕는 것부터 면역 체계와 항염증 반응을 활성화하는 일까지 정말 많은 역할을 한다. 코르티솔이 항염증 작용을 한다는 사실은 꽤 놀랍겠지만, 이렇게 설명하면 이해가 될 것이다. 류머티즘성 관절염 치료제인 프레드니손 같은 스테로이드 약은 코르티솔로 만든 것이라고 생각하면 된다. 이 약은 염증을 가라앉히고 면역 억제를 유도한다.

한번 생각해 보자. 사람들은 관절염 때문에 무릎에 스테로이드 주사를 맞고, 알레르기 비염 때문에 스프레이 형태의 스테로이드를 뿌리고, 천식 발작 때문에 스테로이드 약을 먹고, 옻나무로 생긴 피부염에 코르티손 크림을 바른다. 공통점은 코르티솔이 들어 있는 부신 피질호르몬이 면역 반응을 약화하는 데 사용된다는 점이다. 코르티솔은 분비되는 타이밍, 횟수, 양에 따라 면역 체계에 미치는 영향이 완전히 달라서 정확한 코르티솔의 반응을 확인하기에 다소 복잡한 면이 있다. 하지만 네 가지 면역 유형에 주요한 요인이라는 점을 생각해 보면 반드시 고려해야 할 사항이기도 하다.

급성과 만성 스트레스, 피할 수 없다면 다스리자

이미 앞에서 여러 번 언급했지만, 코르티솔이 맡은 역할은 그냥 '좋다'나 '나쁘다'로만 생각할 만큼 그렇게 단순하지 않다. 스트레스도 넓게 보면 이와 비슷하다. 전에 함께 일했던 스탠퍼드의과대학 피르다우스 다바르Firdaus Dhabhar 교수는 긍정적인 스트레스와 부정적인 스트레스 분야에서 유명한 연구자다. 그는 특정 스트레스가 면역뿐 아니라 건강 전반에 어떻게 도움이 되는지를 설명하는 스트레스 스펙트럼을 고안했다.[1] 놀랍지 않은가? 하지만 단기적인 스트레스가 아주 빠르게 우리 몸을 보호하는 체계로 변화시킨다는 사실이 그렇게 놀랄 일도 아니다. 급성 스트레스는 짧은 시간에 면역 체계를 강화하는 데 도움을 준다. 스펙트럼의 반대쪽에는 만성 스트레스가 있다. 다바르 교수는 만성 스트레스가 면역 조절 장애와 면역 억제를 유발하여 결국 감염에 취약해지고 질병에 대한 회복력이 떨어질 수 있다고 설명한다. 그리고 스트레스를 자주 받는 상황에 있으면 류머티즘성 관절염이나 궤양성대장염 같은 자가면역질환이 악화되고, 습진이나 천식 같은 알레르기 반응이 심해진다고 한다.

좋은 소식도 있다. 좋은 스트레스와 나쁜 스트레스를 만드는 요인을 알면, 스트레스에 대한 태도를 바꾸고 좋은 스트레스를 늘리고 나쁜 스트레스는 줄이는 방법을 배워 실행하면 된다. 솔직히 스트레스에서 완전히 벗어날 수 있는 인간이 어디 있겠는가? 우리는 그저 두 가지 스트레스의 균형을 맞추어 면역 체계가 면역 억제, 자가면역 반응, 염증, 알레르기 악화라는 위험한 구역으로 더 깊이 들어가지 않도록 조절할 뿐이다.

우선 좋은 스트레스 먼저 시작해 보자! 방금 배웠듯이 단기 스트레스는 몸에 이롭다. 투쟁-도피 상황에 처음 들어설 때 신체는 상해의 가능성을 인지하고 싸울 태세를 갖춘다. 그래서 호중구, NK세포, 대식세포 같은 백혈구가 혈류에서 재분배되어 피부, 폐, 위장관 같은 장소로 이동한 후 각각의 위치에서 외부의 침입에 대항한다. 다바르 박사는 이를 병영에 머물던 군인들이 최전방으로 배치되는 모습, 또는 싸울 태세를 갖춘 '전투 대기 부서(럼프샘)'로 비유한다. 이런 반응을 끌어내는 물질은 비단 코르티솔만이 아니다. 에피네프린과 노르에피네프린 같은 다른 스트레스 호르몬도 단기 면역 반응을 활성화하는 데 중요한 역할을 한다. '좋은 스트레스'는 어떻게 만들까? 간헐적 단식, 찬물 샤워, 중요한 학습 목표를 달성하기 위해 일정기간 열심히 공부하는 행동 등이 있다. 무엇보다 최고의 방법은 운동이다.

운동은 단기 스트레스가 면역 체계에 어떤 긍정적인 효과를 주는지 잘 보여 주는 완벽한 예시다. 당신이 규칙적으로 30분에서 1시간 정도 운동을 하면 몸에서는 면역글로불린(항체)과 호중구, NK세포, 세포독성T세포, 대식세포의 순환 작용이 대대적으로 일어난다. 운동의 강도는 면역 체계가 암세포를 감시하거나 염증을 줄이는 능력을 향상시키는 핵심 요인이다. 운동은 심혈관, 신진대사, 기분에도 영향을 준다. 여성이 자전거를 45분간 타거나 정신적으로 힘든 일을 완수한 후 독감 백신을 맞으면 효과가 더 높게 나타났다는 연구 결과도 있다.[2] 역학 조사에 따르면, 규칙적인 운동은 노화로 인한 여러 만성 질환 발병률을 낮춘다고 한다.[3] 여기에는 바이러스와 박테리아 감염으로 인한 질환, 유방암이나 결장암, 전립선암 같은 암, 심장병 같은 만성 염증성 질환 등이 있다. 다시 말해서 운동과 단기 스트레스는 염증을 완화하고 전반적인 건강 상태를 끌어 올린다. 최근 연구에 따르면, 운동이 코로나바이러스에 감염된 환자의 회복 속도도 높인다.[4]

이제 부정적인 부분을 알아보자. 나쁜 스트레스가 신체에 주는 영향은 완전히 다르다. 심하지 않지만 매일 지속적으로 받는 스트레스조차 해로운 영향을 준다. 매우 우려스럽다. 현대 사회에서 일과 가정의 균형을 잘 맞춰서 사는 사람이 얼마나 되겠는가? 만성 스트레스는 비만, 고혈압, 인슐린 저항성, 높은 중성지방으로 인한 대사증후군이 생길 확률을 높인다. 이는 심장병, 당뇨병, 뇌졸중으로 이어질 수 있는 위험 요인들이다. 업무 스트레스를 만성적으로 받는 사람들은 그렇지 않은 사람보다 대사증후군에 걸릴 확률이 2배가량 높다.[5] 유럽, 미국, 일본에 있는 60만 명을 대상으로 조사한 연구에 따르면, 일에서 극심한 스트레스를 받고 근무시간이 긴 사람들은 그렇지 않은 사람에 비해 관상동맥질환에 걸릴 확률이 10~40%나 높다고 한다![6] 그렇다. 당신은 현재의 건강 상태를 직업 탓으로 돌릴 수 있게 되었다. 물론 어느 정도는 말이다. 만성 스트레스는 또한 세포성 면역 체계도 흩트려 놓는다. 세포성 면역은 암세포를 감시하고 파괴하는 데 큰 역할을 한다. 만성 스트레스는 편평상피세포암 같은 암의 발병률을 높인다고 알려졌으며,[7] 병이 퍼지는 속도도 올릴 수 있다. 또한 자가면역질환에 취약한 사람들에게도 안 좋은 영향을 준다. 외상후스트레스장애PTSD를 겪는 현역 군인 120,572명을 대상으로 조사한 결과, 향후 5년간 자가면역질환에 걸릴 확률이 52%로 나왔다.[8] 꽤 놀랍지 않은가?

어린 시절에 겪은 정신적 또는 육체적 스트레스조차도 면역 체계에 각인된다고 한다. 아동기에 겪은 부정적 경험은 스트레스에 대한 면역 체계의 반응 방식을 바꿔서 나이가 들어서도 건강에 영향을 준다는 것이다. 이는 현재 유망한 연구 분야로 꼽히는 이론이다. 관련 연구에 따르면, 자가면역질환을 앓는 남녀를 조사해 보니 64%가 아동기의 부정적 경험을 최소 한 번이라도 겪었으며, 트라우마를 남길 정도의 경험을 많이 할수록 만성 질환으로 입원할 확률이 더 높았다.[9] 스트레스와 코르티솔, 다른 스트레스 호르몬이 면역 체계에 미치는 영향은 확실히 범상치 않아 보인다.

물론 스트레스가 전부 '나쁘다'라고 할 수는 없다. 특정 상황에서는 받아들여야 하며 심지어 긍정적인 영향도 주기 때문이다. 중요한 것은 결국 스트레스 요인의 만성, 타이밍, 강도다. 그리고 뇌가 스트레스를 어떻게 인지하는지에 따라 생물학적 반응도 바뀐다. 유전적으로 스트레스를 잘 견디고 대처하도록 타고났다면 가장 좋겠지만 그렇지 않은 사람 대부분은 기술을 연마하면 된다. 바로 '회복력'을 기르는 것이다. 회복력은 도전, 역경, 트라우마, 비관적인 상황에서 잘 적응하는 능력을 말한다.

스탠퍼드대학교 심리학자 켈리 맥고니걸Kelly McGonigal이 쓴《스트레스의 힘*The Upside of Stress*》에 따르면, 스트레스를 하나의 도전으로 여기는 사람들은 스트레스를 두려워하고 피하는 사람보다 더 건강한 삶을 살아간다고 한다. 회복력은 누구나 가질 수 있다. 이런 능력을 만들고, 스트레스를 주는 환경에서 신체 반응을 조절하는 방법은 다양하다. 다음의 도구상자에서 소개하는 습관과 생활 방식을 잘 따른다면 차차 당신의 회복력 근육을 강화할 수 있을 것이다. 그 외에도 뇌에서 시작해 면역 체계까지 강타하는 스트레스의 강도를 낮추는 다양한 방법도 뒤에서 소개하겠다. 부정적인 스트레스는 누구도 피해갈 수 없지만, 스트레스를 통제할 수 있는 영역은 생각보다 많다는 사실을 기억하자!

당신의 스트레스를 최적화할 도구상자

다음에 소개하는 여러 가지 방법을 통해 스트레스 반응을 긍정적으로 바꾸고, 매일 받는 스트레스에 대한 회복력을 강화해 보자. 단, 투쟁-도피 반응으로 가는 길이 이미 넓고 깊게 파여 있어, 목표에 이르기 위해서는 항상 주의해야 하고 좋은 결과를 얻기까지 오랜 시간과 연습이 필요하다는 것을 기억해야 한다. 면역 체계를 개선하는 우선순위에는 수면이 항상 1번을 차지하지만, 스트레스 관리 연습은 1번에 아주 가까운 2번이라고 할 수 있다. 사실 잠을 푹 자면 스트레스가 줄고, 스트레스가 줄면 잠을 더 푹 자게 된다. 이런 현상을 나는 '긍정적인 눈덩이 효과'라고 부른다. 건강의 한 부분을 개선하면 자동으로 다른 부분도 힘을 받게 된다.

이제 스트레스를 다루는 방법을 알아보도록 하자. 좀 더 차분한 마음과 더 강한 회복력으로 스트레스 관련 질환을 예방하는 방법도 소개하겠다.

1. 매일 힘 빼는 연습하기

분명 당신도 많이 들어봤을 것이고, 한 번쯤은 시도했을 것이다. 바로 머릿속을 비우고 힘을 빼는 시간이다. 나는 마음 건강을 위해 환자들에게 고요한 시간을 가지라고 권하지만, 돌아오는 답은 항상 이런 식이다. "전 그럴 시간이 없어요!" "아무것도 하지 않고 가만히 못 있겠어요!" "온갖 잡생각이 나는데 어떻게 생각을 비우죠?" 당신이 머릿속을 비울 수 없는 백만 가지 이유를 들겠지만, 나는 이렇게 말해주고 싶다. 이는 당신이 일반적으로 알고 있는 '명상'이나 '마음챙김'과 다르다. 움직이지 않고 가만히 앉아 있어야 하거나 마음을 비우려 애쓸 필요가 없다.

복잡한 머릿속을 가라앉히는 방법은 여러 가지고, 이런 훈련이 건강과 면역 체계에 얼마나 좋은지 보여주는 데이터도 정말 많다. 훈련을 규칙적으로 하면 염증 표지자인 인터류킨6(IL-6), 핵인자-카파B(NF-kB), C-반응성단백(CRP)의 수치가 낮아지고 세포성 면역을 강화할 수 있다.

나는 가장 먼저 침대나 바닥에 누워서 몸의 각 부분을 하나씩 이완시키며 힘을 빼는 방법을 권한다. 힘을 빼라고 하면 어떻게 해야 할지 몰라 어려워하는 사람도 있다. 이것이 어려우면 가볍게 걷는 것도 도움이 된다. 다만 걸을 때마다 의도적으로 자신의 움직임을 관찰하고 호흡을 다듬으면 아마 당신이 걸어 본 방식 중 가장 편안한 걷기가 될 것이다. 목표는 하루 최소 10분 이상이다.

가장 중요한 것은 어떤 방식이든 바로 시작할 수 있을 정도로 쉬워야 하고 매일 해야 한다는 것이다. 이런 방식으로는 생각을 비우는 것이 쉽다고 느끼는 단계까지 이르지 못할 수 있지만, 상관없다. 어차피 효과는 비슷할 것이다.

2. 한 달에 한 번씩 디지털 디톡스하기

이 방법도 스트레스를 줄이기 위해 내가 즐겨 하는 방법이다. 한 달에 하루, 날을 잡고 모든 소셜미디어, 뉴스, 이메일, TV 접속을 끊는다. 대신 외출, 책(종이책) 읽기, 요리, 운동, 반려동물과 놀기, 친구나 가족과 대면하여 즐겁게 즐기기 등으로 그 시간을 채운다. 한 달 중 겨우 하루지만 그날은 더 차분해지고 스트레스도 덜 받아서 그 영향이 몇 주간 계속해서 이어지리라 확신한다. 이렇게 시간을 보내다 보면 그 즐거움이 커서 더 자주 하려고 할지도 모른다!

3. 자신의 생각을 모니터하기

인지행동치료CBT는 심리학자와 정신건강 전문가들이 쓰는 방법인데, 주로 불안, 우울, 중독 외 여러 정신 건강 문제와 심지어 신체의 건강 문제를 해결하는 데 사용된다. 여기에 중요한 비밀이 있다. 인지행동치료의 효과를 얻으려고 굳이 전문가를 따로 찾을 필요가 없다는 것이다! 스트레스 상황에서 자신의 반응을 바꾸는 데 이 방법을 활용해 보면 된다.

인간은 보통 스트레스 요인에 반사적으로 반응한다. 너무나 자동 반사적이라 마치 뇌의 이성적인 기능이 이 과정에는 전혀 관여하지 않는 듯하기도 하다. 예를 들어보자. 당신은 운전 도중 다른 차가 급히 끼어들었을 때 매번 경적을 울리며 욕을 내뱉는가? 전화가 올 때마다 항상 최악의 시나리오가 떠오르고는 하는가? 아는 사람을 마주쳤는데 미소를 짓거나 인사하지 않으면 그 사람이 당신에게 화가 난 상태라 생각하는가? 만약 이 질문에 하나 또는 모두 그렇다고 답한다 해도 너무 걱정하지 말라. 그런 사람은 정말 많다.

생각Think-느낌Feel-행동Act-사이클Cycle이라고 하는 인지행동치료 방법이 있는데, 반사적으로 행동하기 전에 먼저 자신의 감정과 느낌을 읽어내고 나서 움직이는 것이다. 당신이 두려움, 걱정, 분노 등의 감정을 느낀다면, 가장 근본적인 생각으로 돌아가 보자. 예를 들어 '프레젠테이션을 망쳤어, 회사에서 잘릴지도 몰라!' 또는 '저 사람도 결국 나를 떠날 거야'라는 생각이 들면 왜 이런 생각을 하게 되었는지 진지하게 되돌아보는 것이다. 제3자의 시선으로 '정말 그런 일이 벌어질 것인지 자문하는 것'이 핵심이다. 그러면 내가 떠올린 불안한 상상이 사실은 절대 일어나지 않을 일이라는 사실을 깨닫게 될 것이다.

아주 작은 변화지만 꾸준히 해 보면 특정 상황에 대한 감정을 조절하여 반응까지 바꾸는 효과를 얻을 수 있다. 그리고 점차 감정을 다스리기가 수월해지고, 더 긍정적으로 변하며, 행복한 마음이 들고, 주위에서 벌어지는 스트레스 상황에 덜 휘둘릴 것이다.

4. 밖으로 나가기

당신이 병원에 갔는데, 의사가 약을 처방하는 대신 '자연'을 처방한다면 어떨까? 자연에 있으면 스트레스가 줄고 스트레스 반응도 크게 낮아진다는 연구 결과가 있다.[10] 자연에 있으면 코르티솔 수치는 낮아지고, 불안한 마음이 줄어들며, 즐거운 기분이 든다. 또한 면역 기능도 향상된다. 자연을 만끽할 방법은 다양하다. 가까운 공원이나 해변에 가서 산책하거나, 정원을 거닐거나, 국립공원을 돌아도 된다. 기계와 교통, 소음에서 잠깐이라도 벗어나 녹색의 자연을 보는 것에 집중하면 된다!

5. 매일 몸 움직이기

앞에서도 말했듯 운동은 긍정적인 스트레스를 만드는 최고의 방법이다. 또한 회복력을 강화하고 부정적인 스트레스를 낮추는 데도 정말 좋다! 힘들지 않은 가벼운 운동을 규칙적으로 하면 코르티솔과 아드레날린 수치가 차차 낮아지고 뇌에서 즐거움을 느끼는 호르몬인 엔도르핀의 분비가 늘어난다는 연구 결과도 있다. 게다가 운동은 우울증과 불안감을 낮추는 데도 도움을 준다. 운동 중에서도 특히 필라테스, 스트레칭, 걷기 같은 회복 운동이 스트레스 호르몬을 줄이고 기분을 좋게 한다.

지구력 운동과 고강도 인터벌 트레이닝HIIT은 일시적으로 코르티솔 수치를 높인다. 그리고 신진대사, 심리 건강, 심혈관 건강에 아주 탁월하다. 대신 운동이 끝나면 충분한 회복 시간을 가지거나 회복 운동을 한 후에 다시 시작해야 한다. 코르티솔은 이화작용을 하는 호르몬이다. 즉 근육과 지방을 태운다는 말이다. 그래서 회복할 시간을 주지 않고 힘든 운동을 이어가면 코르티솔이 과도하게 분비되어 쉽게 부상을 입을 수 있다.

연구에 따르면, 장시간 강도 높은 달리기를 하면서 증가한 코르티솔은 정상 수치로 돌아가기까지 평균 48시간이 걸린다.[11] 마라톤 참가자는 42.195km를 달리는 동안 산화스트레스와 염증 수치가 올라간다. 낮은 면역력, 피로감, 기분 변화를 보이는 과훈련증후군은 정상적인 코르티솔 피드백 반응에 방해를 받아 생기기도 하고, 테스토스테론 같은 여러 호르몬의 감소로 생기기도 한다. 미국의 유명한 마라토너인 라이언 홀Ryan Hall은 유망한 선수였지만 33세라는 아주 젊은 나이에 은퇴했다. 과한 훈련으로 인한 피로감과 우울증 때문이었다.

내 말을 오해하지는 말라. 나도 지구력 운동과 강도 높은 운동을 정말 좋아하는 사람이며, 마라톤 경기와 철인 3종 경기에도 몇 번 출전하여 완주하기도 했다. 하지만 이러한 고강도 운동 후 충분한 수면과 스트레스 관리를 제대로 하지 않으면 아주 심한 피로에 시달리고 부신 불균형을 겪기도 한다. 당신의 면역 유형과 건강 상태에 따라 강도 높은 운동은 최고의 방법이 될 수 있지만, 그렇지 않을 수도 있다는 것을 유념해 두자.

6. 건강기능식품 먹어 보기

앞에서 면역 체계에 영향을 주는 스트레스 관리법과 코르티솔의 균형을 맞추는 법을 알아 보았다. 그 외에도 아답토젠adaptogen이 함유된 건강식품을 섭취하는 방법도 있다. 아답토젠은 신경호르몬 체계에 영향을 줘서 만성 스트레스의 파괴적인 영향을 줄이고, 에너지와 심폐 지구력을 강화하며, 불안을 감소시킨다. 식물에서 채취한 성분으로 제2차 세계대전 당시 러시아 군인들이 스테미나와 지구력 증가를 위해 처음 사용했다고 한다. 그 후에는 북극 탐험가, 탐사를 떠나는 우주비행사, 그 외 정신적·육체적으로 높은 스트레스 환경에 놓인 사람들이 사용하면서 효과를 입증하였다.

건강기능식품마다 효과는 조금씩 다르지만, 아답토젠이 함유된 건강기능식품은 공통적으로 신체에 에너지와 회복력을 높이고, 뇌와 신경 체계를 보호하며, 과도한 스트레스로 인한 영향을 줄인다. 어떤 제품은 균형을 맞추는 데 효과가 있고 어떤 제품은 원기를 북돋는 등 효능이 달라서, 자신의 코르티솔 수치와 스트레스 반응 방식에 따라 필요한 것을 고르면 된다. 다음은 가장 많은 연구가 이루어진 효과 좋은 건강기능식품들이다.

- **바위돌꽃**: 유럽, 아시아, 북아메리카에서 자생하는 식물의 뿌리다. 스트레스 관리에 효과가 있다는 연구가 광범위하게 이루어졌다.[12]
- **오갈피나무(가시오가피)**: 동북아시아가 원산지인 관목이다. 건강상의 다양한 이점이 있다는 연구가 꾸준히 진행되고 있다.[13]
- **오미자**: 한국과 중국 북쪽 지방에서 자라는 베리의 일종이다. 스트레스를 줄이는 데 탁월한 효능이 있는 것으로 유명하다.
- **아슈와간다**: 허브의 일종이다. 스트레스를 감소하고 건강을 증진하는 효능으로 인도에서 몇 세기 전부터 사용되었다.
- **고려인삼**: 한국과 중국에서 오랫동안 기운을 북돋는 약재로 광범위하게 사용되었다.
- **레몬밤**: 신선하고 향기로운 허브로, 민트와 같은 꿀풀과에 속한다. 전통적으로 음식에 넣거나 약으로 사용했다. 불안 감소와 인지능력 향상에도 효과가 있다.
- **후박**: 후박나무의 껍질과 잎, 꽃을 사용해서 약용으로 쓴다. 진정 작용을 하고 스트레스를 낮추는 데 효능이 있다고 알려진다.

스트레스를 조절하는 데 좋은 다른 건강기능식품과 천연 물질은 나중에 각 면역 유형의 회복법을 다룰 때 이어서 소개하겠다. 그러면 이 마법 같은 물질이 어떤 방식으로 면역 체계의 균형을 이끄는지 자세히 알 수 있을 것이다.

건강한 면역 체계의 기초는 스트레스를 관리하고 숙면을 취하는 것이다. 잠과 스트레스를 관리하지 않으면 나머지 조언을 다 실행한다 해도 큰 효과를 누리지 못한다. 만일 두 가지 중에 하나만 취한다면, 자가면역질환을 바꾸고, 약한 면역 체계를 강화하며, 몇 년간 악화된 만성 염증을 완화하고, 제멋대로 구는 면역 반응의 균형을 되돌리기까지 훨씬 더 오랜 시간이 걸릴 것이다.

7장

면역 체계의 집, GALT 돌보기

나는 알레르기 전문의로 10년간 병원을 운영했다. 병원을 찾은 환자 모두가 알레르기나 면역에 문제가 있었지만, 그때의 나는 환자들에게 장 상태를 묻기는커녕 그럴 생각조차 해 보지 못했다. 지금은 환자의 상태를 측정할 때 가장 우선시하는 요소인데 말이다. 장-면역 관계의 중요성을 알기 위해 몇 세기에 걸쳐서 연구가 진행되었고 여러 가지 결과가 도출되었다. 연구 결과가 아니더라도 매일 환자를 보는 내가 확실히 말할 수 있는 한 가지가 있다. 바로 장이 면역 체계의 핵심이라는 사실이다.

당신에게는 조금 생소할 수도 있겠다. 면역 세포가 장에 있다고? 면역 세포란 자고로 혈류를 타고 몸 전체를 돌아다니거나, 림프샘에 머물며 위험을 감지하거나, 모세 림프관에서 출동 명령을 기다리는 존재 아닌가? 현실은 이렇다. 면역 세포는 면역 체계의 중앙정보 기관에서 대부분 발견된다. 이 기관이 바로 장 관련 림프 조직gut-associated lymphoid tissue, 'GALT'다.

수백 년간 인간도 이런 사실을 직감적으로 알고 있었던 듯하다. 현대의학의 아버지, 히포크라테스Hippocrates가 했던 유명한 말이 있다. "모든 질병은 장에서 시작된다." 그러나 그 당시에는 그 말을 완전히 이해할 만큼의 선진 기술이 부족했다. 지금은 GALT가 신체에서 가장 많은 면역 세포가 모인 림프 조직이란 사실이 잘 알려져 있다. 소장과 대장을 둘러싼 점막에는 B세포, T세포, 대식세포, 수지상세포가 대규모로 군집을 이룬다. 과학 논문에 따르면, 전체 면역 세포의 70%가 GALT에 거주하고 있다고 한다.[1]

당신도 잘 생각해 보면 장이 면역 체계의 중심이라는 사실에 공감할 것이다. 왜냐고? 장은 유익한 물질과 해로운 물질을 모두 포함한 외부 물질이 상호작용하는 공간이기 때문이다. 그리고 우리가 세상을 맛보는 곳이기도 하다. 먹고 마시고 숨쉴 때 다양한 물질이 몸속으로 들어오면 위를 지나 기다란 소장과 대장으로 이동한다. 이때 면역 세포는 이들을 어떻게 대우할지 정해야 한다. 어떤 의미에서 보면 장 내부가 몸의 외부 기관이라고 생각할 수 있다. 장의 벽을 형성하는 세포(두꺼운 점막층과 함께)가 혈관 및 신체 내부와 장 속의 '외부 세상'을 분리하니까 말이다. 미생물, 음식, 독소, 그 외 장 속으로 들어오는 모든 물질은 면역 체계의 중심 지점을 지나간다. 장 세포는 병원체, 음식 입자, 또는 다른 물질이 장벽을 넘어오지 못하도록 아주 촘촘하게 붙어 있다. 그리고 수지상세포는 장 벽에서 불가사리 모양의 손을 쭉 뻗어놓고 장을 지나는 모든 물질을 맛본다. 외부 물질이 적인지 친구인지 감지하기 위해 감시와 정찰의 임무를 하는 것이다.

앞에서 수지상세포가 선천 면역 반응에 참여한다고 설명했는데, 항원의 조각을 T세포로 가져가는 운반자 역할도 한다. T세포는 그 정보로 어떤 반응을 할지 결정한다. 예를 들어 사이토카인을 분비하여 B세포에게 항체를 만들라는 지시를 할지 등의 여부를 판단하는 것이다. 수지상세포는 끊임없이 손가락을 장에 담갔다 빼면서 상황을 점검한다. 대식세포의 한 종류인 M세포는 장 속에서 박테리아를 감싼 후 림프샘으로 가져와 검사하는 특별한 역할을 한다. 형질세포는 신체를 보호하기 위해 장으로 항체인 IgA를 분비하여 외부에서 들어온 위험한 박테리아와 바이러스에 달라붙는다.

장 속에서 얼마나 많은 활동이 일어나고 있는가! 게다가 모든 작업이 몸속의 얇은 장벽 안에서 벌어진다니 놀랍지 않은가? 이곳은 마치 국경을 지키는 국경관리국과 같다. 내부에 해를 끼칠 만한 위험한 존재가 슬그머니 국경을 넘지 못하게 막는 것처럼 말이다. 이외에도 면역 체계가 장 근처에 모여 있는 중요한 이유가 또 있다. 바로 장내 미생물군과 가까이 있어야 하기 때문이다.

건강의 핵심, 장 속 미생물

흔히 장 마이크로바이옴이라 불리는 장내 세균총은 38조 개가 넘는 박테리아, 곰팡이, 원생동물, 바이러스, 기생충이 한데 모여 있는 무리를 일컫는다. 그렇다. 당신의 몸속에는 엄청난 수의 미생물이 자리하고 있다! 최근 국제 학술지《네이처Nature》에 실린 글에 따르면, 인간은 50%의 인간 세포와 50%의 미생물 세포로 이루어졌다고 한다.[2] 정말 놀라운 사실이다. 인간은 두 가지 종이 공존하는 고도로 복잡한 생태계를 지니고 있다. 장 속에 살고 있는 미생물은 신체에 필수적인 여러 가지 일을 담당한다. 섬유질을 분해하는 일, 연료를 만드는 일, 세포를 먹이고 고치는 일, 비타민B와 다른 영양소를 합성하는 일, 면역 체계를 보호하고 성장시키는 일, 위험한 침입자에게서 보호하는 일 등 정말 다양하다. 이런 많은 미생물이 없었다면 인류는 큰 문제에 봉착했을 것이다.

지금까지 인간의 장에 살고 있다고 밝혀진 박테리아 종류만 1,000여 개이며, 평균적으로 160개의 종이 함께 살고 있다고 한다. 그러나 나이가 들면서 항생제나 처방 약을 먹을 일이 더 많아지고, 부실한 식사를 하는 경우가 늘면서 미생물이 '장내 불균형'을 이루게 된다. 결국 유익한 개체가 사라지게 되는 것이다. 장 박테리아의 대부분이 유익균이며, 수천 년간 우리와 함께해 왔다는 사실을 생각해 보면 인간에게는 나쁜 소식이 아닐 수 없다(다시 말해, 우리는 이들이 필요하다!). 일부 과학자들은 심지어 이런 마이크로바이옴을 총칭해 '잊혀진 장기'라고 부르기도 한다.

　당신이 이 글을 읽고 '잠깐만, 박테리아는 나쁜 것 아닌가? 몸속에 있는 면역 체계는 이런 박테리아를 막기 위해 존재하는 것 아니었어?'라는 생각이 든다면 걱정하지 말길. 당신처럼 생각하는 사람이 한둘이 아니니까. 최근 몇 년간 우리는 항균 비누, 손 소독제, 항생제로 단단히 무장한 후 세균과의 전쟁을 선포했다. 물론 주변에는 나쁜 녀석들, 가령 기생충, 특정 바이러스, 클로스트리듐 디피실리균 같은 해로운 박테리아가 있지만, 박테리아는 대부분 건강에 좋은 영향을 준다. 게다가 유익한 박테리아가 다양하게 있으면 나쁜 녀석들이 들어오지 못하게 막는 역할까지 한다. 그래서 마이크로바이옴의 균형에 문제가 생기면 감염을 일으키려고 기회만 엿보던 녀석들이 얼른 침입해 몸을 파괴할 수도 있다.

유익한 박테리아가 만드는 강한 면역 체계

　만 두 살의 아기는 아주 기본적인 지시나 단어, 걸음마 등을 배우며 하루를 보낸다. 이때 아기는 자신의 마이크로바이옴을 받아들이는 일도 한다. 생후 1,000일까지는 건강한 마이크로바이옴 환경을 확립하는 데 있어서 가장 중요한 시기라 할 수 있다.[3] 태어나면서 엄마의 질과 피부에 있는 박테리아를 받아들이면서 아기의 위장관에 마이크로바이옴이 처음 들어온다. 자라면서 음식으로도 미생물을 받아들이고 운이 좋다면 모유에서 항체도 받는다. 먼지가 있는 곳에서 놀거나 반려동물, 친구들과 노는 동안에도 미생물이 들어온다. 그렇기에 어릴 때 여러 항생제를 복용하거나 항균 비누를 남용하면 차후에 알레르기나 자가면역질환 같은 면역 문제가 생길 가능성이 커진다.

아기의 면역 체계는 새롭고 유익한 모든 박테리아에 관용적이어서 염증 반응 대신 장 속에 씨앗을 뿌리도록 허락한다. 꽃가루나 땅콩처럼 주위에서 흔하게 접하는 물질에 대한 면역관용도 이런 식으로 생긴다. 이런 박테리아가 없다면 강한 면역 체계를 만들 수 없다. 무균 상태의 실험용 쥐 실험에서 그 이유를 명확하게 알 수 있다. 장박테리아가 전혀 없는 상태로 키운 쥐의 림프샘은 매우 작고 미성숙했다. 보조T세포의 수는 감소하고 IgA를 생성하는 형질세포의 수도 더 적었다. 유익한 박테리아가 없는 쥐의 면역 체계는 분명히 비정상이었다.

박테로이데스 프라길리스라는 장내 박테리아가 면역 체계의 성장 방식을 변화시킨다는 연구 결과도 있다. 이런 식이다. 수지상세포가 이 우호적인 박테리아를 잡아 림프샘으로 가져가서 보조T세포에게 보여준다. 염증 반응 대신 사이토카인을 변화시켜 보조T세포가 조절T세포로 바뀌도록 유도한다. 결국 조절T세포의 수가 전체적으로 늘어난다. 참고로 조절T세포는 면역 체계의 균형과 진정을 담당하고 알레르기, 천식, 습진을 일으키는 Th2세포 수를 줄이는 역할을 한다. 그래서 어릴 때 시골에서 살았거나 박테리아와 곰팡이 등

에 폭넓게 노출되며 자란 아이들이 커서 천식에 잘 걸리지 않는다.[4]

장내 박테리아는 자가 조직에 대한 내성을 키울 때도 중요하다. 면역 체계는 유익한 녀석과 해로운 녀석을 구분할 줄 알아야 한다. 음식인지 독소인지, 손상된 세포인지 건강한 세포인지도 구분해야 한다. 그래야 몸속에 영양분이 들어왔을 때 염증 반응이 아니라 소화·흡수를 진행한다. 동시에 나쁜 물질은 들어오지 못하게 하는 능력을 그대로 유지해야 한다.

유익한 박테리아는 어떤 식으로 장 건강을 도울까? 모든 박테리아는 '정족수 감지'라는 능력을 통해서 의사소통한다. 자신의 현재 환경에 대한 메시지를 주고받으며 적절하게 유전자 발현 방식을 바꾼다. 또한 장에서 위험한 병원체와 영역 다툼을 하기도 한다. 자리, 식량, 산소를 두고 경쟁하며, 심지어 장 속의 pH 농도를 바꾸기도 한다. 마치 방에 있는 모든 공기를 빨아들여서 침입자를 밖으로 팅겨내듯이 말이다. 감염과 싸우기 위해 마이크로바이옴 환경까지 조절하는 토박이 유익균의 놀라운 능력을 보면 발효식품이 장 건강에 왜 좋은지 바로 예상할 수 있다. 예를 들어 락토바실러스는 장 속 핵심 유익균인데, 요거트와 사워크라우트(독일식 양배추 절임식품), 시중에 판매하는 프로바이오틱스 제품에도 들어 있다.

장에 다양하고 건강한 마이크로바이옴이 가득하면 건강을 장기적으로 유지하는 데 매우 도움이 된다. 반대로 약해진 마이크로바이옴은 부정적인 영향을 끼치며, 안타깝게도 이런 현상은 점점 더 늘어나고 있다.

알레르기, 천식, 자가면역 문제는 장이 보내는 메시지

우리는 장 박테리아가 힘이 약해지고 있다는 메시지를 매번 알아채지 못한다. 뱃속에서 나는 이상한 소리, 설사, 가스, 복부팽만 등으로 최소한의 경고를 받기는 하지만, 그것도 어쩌다일 뿐 대개 장 마이크로바이옴의 붕괴는 이런 방식으로 나타나지 않는다. 그보다는 음식 알레르기, 천식, 자가면역 문제 또는 파킨슨병, 알츠하이머병 같은 뇌 질환으로 나타난다. 네 가지 면역 유형도 장의 기능 문제일 수 있다. 예를 들어 다발성 면역 유형은 우리가 섭취한 독소가 소화되는 과정에서 면역 반응을 유도했기 때문이고, 판단 오류 면역 유형은 장내 병원균이 과증식하여 자가면역 반응을 유발했기 때문이며, 과활동성 면역 유형은 만성 스트레스가 장 누수, 면역 장벽 문제를 일으켰기 때문이고, 약한 면역 유형은 건강한 장 미생물이 부족해서일 수 있다. 그래서 건강하고 강력한 마이크로바이옴과 효율적인 GALT를 가지는 것이 무엇보다 중요하다.

때로는 장에서 문제가 생겼다고 경고하는 증상을 느끼기도 하는데, 염증성장질환IBD을 가진 경우가 그렇다. 이 질환은 크론병과 궤양성대장염을 포함한 자가면역 소화기 질환을 통틀어 일컫는 용어다. 현재 세계적으로 680만 명 이상의 사람들이 과민성대장증후군IBS을 앓고 있으며, 특히 미국과 북유럽에서 그 비율이 꽤 높다. 유전 소질이 물론 있지만, 식단과 환경적인 요인 또한 마이크로바이옴의 환경을 바꾸고 면역 체계의 기능을 망가트릴 수 있다. 예를 들어 육식과 트랜스지방이 가득한 서양식은 장에서 해로운 내독소를 뿜어 장내 세균 불균형을 유발하고 결국 염증을 증가시킨다.[5] 크론병 환자에게서 발견되는 부착성-침습성 대장균AIEC도 이런 질환을 잘 일으키는 균이다. 다른 병원균도 Th17세포를 끌어들여 장 염증을 유발하고, 여러 가지 자가면역질환을 일으킨다(염증성장질환 환자의 장 속 궤양을 검사해 본 결과, 공통적으로 다량의 Th17세포가 발견되었다).[6]

이제는 장내 세균 불균형이 자가면역질환을 부추길 수 있다는 사실을 충분히 이해하리라 생각한다. 류머티즘성 관절염은 프레보텔라라는 박테리아의 증가와 관련 있고, 엡스타인-바 바이러스에 감염되어도 이 질환이 생길 확률이 높다. 그러나 자가면역질환은 이런 나쁜 녀석들의 침범뿐만 아니라 '장을 수호'하는 건강한 박테리아가 손실되어도 생긴다. 크론병과 강직성 척추염 환자들을 검사해 보면 피칼리박테리움 프로스니치라는 좋은 박테리아의 수가 현저히 적었다.[7] 강직성 척추염은 주로 젊은 남성들에게서 나타나는 관절염이다. 건선 환자들에게서는 아커만시아와 루미노코커스라는 박테리아의 수와 종류가 감소하는 양상을 볼 수 있다.[8] 결과적으로, 장 마이크로바이옴 환경이 엉망이 되면 염증을 일으키는 병원체 수가 늘고 보호 역할을 하는 종은 부족해서 자가면역질환이 쉽게 생긴다는 사실은 명백해 보인다.

장내 미생물은 심혈관질환과 당뇨병 같은 주요 질환에도 큰 영향을 준다. 트리메틸아민-N-산화물TMAO이라는 물질은 체내 콜레스테롤 분해 능력을 저해하고, 혈관을 막는 동맥경화로 많은 질환을 유발한다는 사실이 최근 밝혀졌다.[9] 높은 TMAO 수치는 장·단기적으로 심각한 심장병이 생길 수 있는 여부를 알려주는 독자적 예측 인자로 알려져 있다. 보통 육식을 즐기는 사람들의 몸에서 이 물질이 더 많이 발견된다. 고기를 먹으면 몸속 미생물이 고기와 달걀 등에 들어 있는 콜린이란 물질을 분해하고, 분해된 물질은 간에서 TMAO로 전환되기 때문이다. 육식을 많이 하는 사람이 심장병을 앓을 확률이 더 높다는 말은 많이 들어봤을 것이다. 결국 동물성 식품 속 단백질이 마이크로바이옴의 환경을 바꾸고 TMAO를 과도하게 발생시킬 수 있음을 유추해 볼 수 있는 대목이다. 당신이 비건(동물로 만든 고기와 재료 모두 먹지 않음 – 역자주), 베지테리언(동물로 만든 고기는 안 먹지만 동물에서 나오는 식재료는 섭취 – 역자주), 카니보어(완전 육식 – 역자주) 각각의 마이크로바이옴 구성을 살펴본다면, 장에 새겨진 미생물의 지문이 모두 다르다는 사실을 알게 될 것이다. 그렇다. TMAO는 나쁘다. 그러나 그렇다고 육식을 완전히 끊으란 말은 아니다. 100% 채식을 한다고 장이 마냥 행복한 것도 아니다. 궁금하다면 계속 읽어 보자.

당신의 면역 체계를 망가뜨리는 장누수

'장누수leaky gut'는 지난 10년간 수없이 사용된 용어다. 이 단어를 구글에 검색해 보면 812만 개 정도의 관련 글이 나올 것이다. 그러나 놀랍게도 여전히 상당수의 의사들은 이 개념을 보며 콧방귀를 뀐다.

장누수 증상이 수많은 질병의 중심에 있다는 증거가 쏟아지는 현재까지도 말이다. '장누수'는 엄밀히 말해 의학 전문용어는 아니며, 기본적 의미는 '장의 투과성이 늘어나는 것'(적절한 표현이라고 생각한다)이다. 장누수란 무엇이고 어떤 식으로 생기는가?

장 투과성을 유발하는 요인은 많다. 술, 독소, 약, 스트레스, 장 감염, 방사능, 마이크로바이옴 불균형, 심지어 일부 음식도 포함된다. 유익한 마이크로바이옴을 파괴하고, 염증을 유발하며, 장과 혈관 사이에 있는 섬세한 점막 장벽(앞에서 언급한 '촘촘한 연결고리'가 관리하는 곳)을 손상시키는 요인이라면 어떤 것이든 될 수 있다. 촘촘했던 장벽 사이가 느슨해져 침투하기 쉬워지면, 소화된 음식 입자나 미생물, 다양한 물질이 부분적으로 GALT나 혈류로 들어가게 된다. 이런 현상이 벌어지면 면역 체계는 '누수된' 모든 외부 물질을 처리해야 한다. 완벽하게 통제되던 체계가 엉망이 되어 사이토카인이 활성화되고, 음식뿐만 아니라 '자가 단백질'을 향해 면역 반응을 일으키게 된다. 자가면역질환의 악순환이 시작되는 것이다.

소화기내과 의사이자 셀리악병 연구의 세계적 권위자인 알레시오 파사노Alessio Fasano 박사는 촘촘한 연결고리가 느슨해지는 과정에 조눌린이라는 물질이 관여한다고 설명한다.[10] 일반적으로 조눌린은 장 세포가 살모넬라균과 같은 박테리아에 반응하여 분비하는 물질인데, 밀에 함유된 단백질인 글루텐에 반응해서 나오기도 한다. 조눌린은 위장관의 연결고리를 지키는 도어맨처럼 필요할 때마다 문을 여닫는 일을 하는데, 조눌린이 많이 분비되면 촘촘했던 연결고리가 열린 상태를 유지하기 때문에 더 많은 물질이 장을 투과할 수 있다. 그래서 조눌린 분비량의 증가가 셀리악병의 주요 요인이 된다. 셀리악병은 아니지만, 글루텐 과민성 증상이 있는 환자에게서도 이런 양상이 보인다. 장누수증후군이 생기면, 장 장벽 사이로 흘러나온 모든 물질에 대한 면역 활성화가 대규모로 일어나 염증이 크게 늘고 여러 가지 질환이 생길 수 있다. 그래서 조눌린이 증가되어 나타나는 장누수는 제1형 당뇨병, 다발성경화증, 천식 같은 질환과 연관성이 있다. 장누수는 장 미생물 불균형과 질병을 잇는 연결고리이기 때문에, 이런 고리를 끊고 싶다면 장 미생물 불균형의 원인을 제거하는 데 집중해야 한다.

장 마이크로바이옴을 검사해 보고 싶다면?

자신의 마이크로바이옴을 직접 검사해서 문제를 확인할 수 있는 키트는 많지만, 정확도는 천차만별이다. 가장 좋은 방법은 경험이 많은 기능의학 전문가를 찾아가 검사를 받는 것이다. 이들은 검사 결과를 정확하게 판독하여 장이 회복될 수 있도록 도와줄 것이다. 하지만 당신이 집에서 대변을 받는 것(그렇다, 대변검사도 포함된다!)에 전혀 거리낌이 없고, 대변에서 무엇을 발견할지 궁금하다면 몇 가지 추천해 줄 만한 자가 진단 키트 회사는 있다. 바이옴 Viome, 비옴 BIOHM, 스라이브 Thryve다(이 업체들의 진단 검사는 한국에 도입되지 않았다. 다만 국내에도 '장내 미생물 진단 키트'로 검사를 하는 업체가 있으므로 포털 검색 후 이용해 볼 수 있다 —편집자주). 미리 경고하자면 직접 하는 검사에는 대개 한계가 있고, 결과를 보고 나서는 특정 보조제나 프로바이오틱스 제품을 사고 싶은 충동을 느낄 수 있다.

장 건강을 해치는 최대 방해물

내가 장 건강에 대한 주제를 꺼내면 환자들은 "저는 면역 문제 때문에 여기 온 거라고요! 제 위장은 멀쩡해요"라고 답하는 경우가 부지기수다. 하지만 기억해 두자. 복통, 설사, 복부팽만 같은 전형적인 증상이 없더라도 장에 문제가 있을 수 있다. 발진, 관절염, 우울증, 브레인포그 같은 증상이 장의 불균형 상태를 알리는 신호이기도 하다. 사람들은 종종 자세한 검사 후 장의 기능에 문제가 있음을 확인하고는 깜짝 놀란다. 장이 면역 체계 불균형에 얼마나 많은 영향을 미치는지 알고 싶다면, 우선 다음을 읽고 자신에게 해당되는 항목이 있는지 자문해 봐야 한다.

- **상시 또는 만성적인 항생제 사용:** 지난 몇 년간 항생제를 복용한 적이 없다고 생각할 수도 있다. 하지만 어릴 때 수시로 재발했던 중이염, 10대 시절 여드름 때문에 먹었던 항생제나 요로감염, 축농증, 기관지염, 임파선염을 앓을 때 먹던 항생제는 어떤가? 안타깝게도 모든 항생제 치료는 결국 좋은 박테리아 수를 줄이고 나쁜 박테리아를 과성장시킨다. 클로스트리듐 디피실리균은 매년 수천 명의 목숨을 앗아가는 균인데, 주로 여러 항생제 사용으로 이런 박테리아에 취약해져 감염된다. 정말 놀라운 사실도 있다. 미국질병통제예방센터CDC에 따르면, 항생제 처방 중 최소 30%가 불필요한 처방이었다고 한다(나는 50~60% 이상이라 생각

한다!). 항생제 과다 처방은 아주 큰 문제이며, 결국 대가를 지불하는 것은 장과 면역 체계다.

- **여행자 설사 또는 식중독:** 병원성 박테리아, 바이러스, 기생충 감염은 염증뿐만 아니라 장의 불균형을 초래한다. 이질균, 살모넬라균, 캄필로박터(모두 여행 중에 자주 걸리는 박테리아 종류) 같은 박테리아의 감염은 장 운동에 큰 영향을 주고, 때로는 몇 달 심지어 몇 년간 만성적으로 과민성대장증후군을 앓게 하기도 한다. 이들은 또한 자가면역을 유발한다.

- **만성 스트레스:** 앞에서 코르티솔이 장-면역 장벽을 약화시키는 방식에 관해 설명했다. 외롭거나 우울하고 스트레스를 받으면 B 세포가 만드는 IgA 항체의 수가 감소하면서 장 점막 면역력에도 직접적인 영향을 준다. IgA가 침입자에 맞서는 최전방인 장 점막을 따라 돌아다닌다는 사실을 잊지 말자. 당신이 계속 스트레스를 받거나 우울하다면 6장의 조언에 더 집중해야 한다.

- **섬유질 부족:** 많은 사람이 지방-탄수화물-단백질 비율에는 집착하면서 섬유질은 흔히 무시한다. 그래서 95%나 되는 사람들이 섬유질을 충분히 섭취하지 않고 있다고 한다![11] 섬유질이 풍부한 식단이 비만, 암, 만성 질환에 걸릴 확률을 낮춘다는 점을 생각하면 이는 심각한 결과다. 섬유질은 GALT에 중요한 물질이다. 유익한 장 미생물의 먹이가 바로 식물성 식품에서 나오는 섬유질과 저항성 전분(포도당으로 분해되지 않는 전분, 반대로 포도당으로 바뀌어 지방으로 저장되는 전분을 가소화 전분이라고 함 – 편집자주)이기 때

문이다. 섬유질이 장 속 박테리아에게는 음식으로 여겨지기 때문에 '프리바이오틱스'라고 언급되는 것을 한 번쯤은 들어봤을 것이다. 박테리아는 섬유질을 분해하고 발효시켜서 부티레이트(낙산염)라는 놀라운 물질을 만들어낸다. 부티레이트는 세포에 풍부한 연료가 되어 에너지를 내게 하고 자가포식(많을수록 좋다는 것을 기억하라)을 유도한다. 연구에 따르면, 부티레이트는 대장암을 예방하고 장 속 pH농도를 낮춰서 병원성 대장균 같은 특정 박테리아의 증식을 막는 데 도움을 준다.

- **글리포세이트/유전자 조작 식품(GMO)**: 라운드업은 세계에서 가장 많이 쓰는 제초제인데, 유전자 조작 농산물에 가장 많이 사용된다. 라운드업에 들어 있는 활성 성분인 글리포세이트는 동물실험 결과 마이크로바이옴의 환경을 해치는 물질이라 밝혀졌고, 분명 인간의 마이크로바이옴에도 영향을 줄 것으로 예상된다.[12] 2015년 세계보건기구WHO가 글리포세이트를 발암물질로 규정했으니 그나마 다행이다. 글리포세이트를 피하는 가장 좋은 방법은 GMO 식품을 최대한 피하는 것이다. 공통적으로 이 물질에 오염된 식품에는 옥수수, 귀리, 카놀라유, 대두, 감자가 있다.

위에서 나열한 요인을 하나씩 생각해 보면 마이크로바이옴의 기능 문제를 유발하는 위험 요인은 무엇인지, 장 건강을 위해 어떤 부분에 집중해야 하는지 잘 알 수 있을 것이다. 그 외에 내가 생각하는 또 다른 요인은 술 섭취다. 술은 소장의 점막과 근육막을 손상시켜 독소가 혈류로 쉽게 흘러들어가게 한다. 알코올은 박테리아를 죽이기 때문에 손 소독제로는 뛰어난 제품일지 몰라도 마이크로바이옴에는 전혀 아니다. 이부프로펜 같은 비스테로이드성 소염진통제NSAID를 얼마나 자주 먹는지도 알아야 한다. 처방전 없이도 구할 수 있는 일반의약품이지만, 너무 자주 복용하면 위장관이 손상을 입거나 심하면 궤양이 생길 수도 있다.

당신의 장 건강을 회복할 도구상자

나는 장을 회복하려는 환자들에게 30일간의 제외식이를 가장 먼저 추천한다. 제외식이를 하면 장에 공통적으로 자극을 주는 물질을 제거할 수 있다. 이 방법은 식품 과민증과 불내증을 진단하는 데도 정말 도움이 된다.

일반적인 식품 알레르기 검사에서는 IgE가 있거나 과민 반응이 나타나는 음식만 알 수 있어서 원인 파악이 다소 제한적이다. 많은 사람이 락토오스(젖당) 알레르기처럼 소화 불량을 일으키는 음식 알레르기를 가지고 있다. 또는 음식에 IgG 항체가 있어서 과민증이 생기기도 한다. 이런 경우는 증상이 경미하고, 몇 시간 뒤나 심지어 며칠 뒤에 증상이 나오기도 해서 어떤 음식인지 정확히 짚어내기가 매우 까다롭다. IgG 검사로도 식품 과민증을 알 수 있지만, 비싸고 의료보험이 적용되지 않으며, 검사마다 결과가 다르게 나올 수 있다는 단점이 있다. 당신이 전문 의료인에게 이런 종류의 검사를 받고 결과를 상세하게 들을 기회가 있다면 정말 좋겠지만, 그렇지 않다면 우선 영양상담사나 통합의학 전문가에게 먼저 상담받기를 추천한다.

만일 따로 병원을 찾지 않고 혼자 검사해 보고 싶다면, 많은 사람이 감수성을 가지는 대표적인 음식(밀, 대두, 유제품, 달걀, 옥수수 등)을 먼저 끊어볼 수 있다. 첫 30일간은 설탕, 카페인, 술도 피하면 더 좋다. 식단에서 이런 음식을 모두 빼면 대부분의 사람이 아주 큰 차이를 느낀다. 증상과 전혀 관련이 없어 보였던 피부 발진, 관절 통증, 두통 같은 증상도 함께 사라져 놀라고는 한다. 그 후에 끊었던 음식을 하나씩 먹는 것이다. 최소 48시간 정도는 기다리며 사라졌던 증상이 다시 나타나는지 확인하자. 속쓰림이나 위장 통증을 유발하는 음식을 찾아낼 때 내가 주로 쓰는 방법이다. 제외하기로 정한 음식 외에는 모두 평소처럼 먹어야 불필요하게 음식을 제외하는 일을 방지할 수 있다. 제외식이 방법은 10장에 자세히 다루어 놓았다.

다음은 제외식이 외에 마이크로바이옴이 신체를 해치지 않고 도울 수 있도록 장 불균형과 장누수를 해결하는 몇 가지 방법이다.

1. 채소 더 많이 먹기

채식이 장 건강에 좋은 핵심 열쇠라는 것은 잘 알 것이다. 그렇다고 육식을 그만두라는 말은 아니다. 마이크로바이옴은 매일 콩, 글루텐프리 곡물, 채소, 과일에서 나오는 섬유질을 먹으며 건강하게 유지

한다. 섬유질이 많으면 장을 회복하도록 돕는 부티레이트의 양도 늘어난다. 그러니 하루에 여성은 최소 25g, 남성은 38g의 섬유질을 섭취하도록 하자. 샐러드나 스무디에 씨앗이나 견과를 넣어서 섬유질을 추가해 볼 수도 있다.

2. 식단에 발효 음식 포함하기

발효는 냉장고가 없던 시절, 음식을 오래 보존하기 위해 사용되어 온 전통 방식이다. 그 덕분에 인간은 1년 내내 과일과 채소를 먹을 수 있었다. 어쩌면 과일과 채소, 곡물, 우유를 발효하면 장 균형을 돕는 락토바실러스와 비피더스균 같은 생미생물까지 함께 섭취할 수 있음을 우리 조상들도 어렴풋이 느끼고 있었을지 모르겠다. 발효 음식은 소화가 잘되고 혈압을 낮추며 유익한 항산화 물질을 포함한다. 자연적으로 생겨난 프로바이오틱스가 항균 물질을 만들어내서 병원체의 성장을 억제한다는 사실은 수많은 연구를 통해 이미 밝혀진 바다.[13] 락토바실러스는 장의 벽이 손상되지 않게 지켜준다. 이런 행동은 자가면역질환과 알레르기를 예방하는 데 중요한 면역관용을 만드는 데 도움이 된다.

하지만 지금 당장 마트에서 복숭아 요거트를 잔뜩 사기 전에 먼저 알아야 할 것은, 시중에서 파는 요거트나 '프로바이오틱스 함유'로 홍보하는 식품에는 생 유산균 같은 미생물 대신 설탕만 가득하다는 것이다. 그러니 차라리 김치 같은 발효 음식을 챙겨 먹는 것이 더 도움이 된다! 발효 음식의 다른 이점은 우리가 이미 프리바이오틱스을 가지고 있기 때문에 발효 음식까지 먹으면 두 배의 프리바이오틱스를 가질 수 있다는 것이다.

3. 프로바이오틱스 보충제 먹기

매일 발효 음식을 먹을 수 없다면 보충제로 섭취해도 된다. 단지 제품마다 품질은 다양하므로 제조·관리기준GMP을 참고하고, 약전에 등록되어 보증된 제품을 사도록 하자. 프로바이오틱스 제품 포장지에는 균의 종류와 CFU(제품 1g당 유산균을 측정하는 단위 - 역자주) 수치가 표기되어 있어야 한다. 그리고 따로 고지하지 않은 이상, 냉장실에 넣고 보관해야 오래 먹을 수 있다.

대부분의 보충제는 몸속 마이크로바이옴에게 친숙한 비피더스균과 락토바실러스 등이 다양하게 들어 있다. 박테리아 종류는 적어도 8개 이상, 개수는 최소 300억 개 이상이 들어 있는 제품을 추천한다. 장 상태에 따라 더 많이 먹어야 할 수도 있지만, 평균 이 정도를 기준으로 구매하면 된다. 박테리아 수가 더 많은 고급 제품은 가격이 더 비싸니 투자하는 만큼 얻는 것도 클 것이다.

이제 우리는 장 마이크로바이옴이 면역 체계의 아주 중요한 일부라는 사실을 잘 알게 되었다. 안타깝게도 현대인의 생활 방식은 불균형과 장 누수를 유발해 면역 체계가 잘못된 방향으로 가도록 한다. 생활 방식을 조금만 바꾸면 장에는 엄청난 변화가 생길 것이다.

8장

면역 체계 방해물인
독소 줄이기

당신이 타고난 건강 체질이 아니라면 유전자가 운명을 모두 결정하지 않는다는 사실이 좋은 소식일지도 모른다. 부모에게 물려받은 DNA가 있지만, 이 유전자가 영향을 주는 방식은 환경과 더 연관된다. 앞에서 이 '환경'이란 말을 여러 번 언급하긴 했지만, 정확히 어떤 환경을 말하는 것일까? 당연히 단어 그대로의 날씨나 기후를 말하는 것이 아니다. 바로 잠, 스트레스, 음식, 가장 중요하게는 매일 몸에 노출되는 물질을 말한다. 유전 물질은 원자재 같은 존재이며, 환경은 신체가 매년 접촉하는 모든 것을 포함한다고 보면 된다. 여기에는 숨 쉴 때마다 들어오는 공기의 질, 복용하는 약의 성분, 피부에 바르는 로션, 마시는 물 등이 포함될 것이다.

환경은 면역 체계와 어떤 관계가 있을까? 사람들은 면역 체계가 하는 일이 감염과 싸우는 일뿐이라고 생각하고는 한다. 그러나 면역 체계는 모든 종류의 외부 물질을 차단하는 역할도 하며, 여기에는 독소도 포함된다. '독소'는 선진국에서 빠지지 않고 언급되는 단어다. 그러면 독소를 피하는 것이 왜 중요한지 설명하기 전에, 어떤 종류가 독소인지 간단하게 소개한다. 독소의 예는 다음과 같다.

- **중금속**: 오래된 페인트에 남아 있는 납 또는 일부 해산물에 들어 있는 수은
- **제노에스트로겐**: 특정 제품과 음식에 들어 있으며, 몸 속에서 성호르몬인 에스트로겐을 흉내 내는 환경호르몬
- **살충제와 제초제**: 비유기농 공법으로 농사를 지을 때 사용하는 제품
- **플라스틱**: 비스페놀A(BPA) 같은 물질이 들어 있으며, 이러한 성분들이 플라스틱에서 녹아 나와 체내로 들어간다.
- **프탈레이트와 파라벤**: 여러 화장품과 개인 생활용품에 들어 있는 물질
- **의약품**: 의약품에는 방부제와 같은 물질이 첨가되며, 몸에 들어오면 독소로 인식된다.
- **난연성 화학물질**: 매트리스, 가구, 커튼, 일부 의류에 들어 있는 물질

당신이 얼마나 자주 플라스틱을 사용하고, 비유기농 음식을 먹으

며, 립스틱이나 로션을 바르고, 약을 먹고, 수돗물을 마시면서 위에서 나열한 물질과 접촉했는지 한번 생각해 보자. 분명 하루에 몇 번씩은 접하지 않는가? 매일 노출되는 이 작은 독소 하나하나가 면역 체계가 꺼야 하는 조그만 불씨라고 생각하면 된다.

이제는 독소가 면역 반응을 일으키는 중요한 원인이라는 사실이 놀랍지 않을 것이다. 독소는 면역을 억제하고, 자가면역질환과 알레르기 염증을 유발한다. 사실 독소 노출은 태어나기 전부터 시작되어 그 이후의 환경이 좋게 변하든 아니든 상관없이 평생을 걸쳐서 계속 이어진다. 2004년에 진행된 유명한 연구에서, 태아의 제대혈 속에 287개의 화학물질이 들어 있다는 놀라운 사실이 밝혀졌다! 이 물질 중에서 180개는 발암물질로 알려진 것들이며, 217개는 신경독소이고, 208개는 선천적 결손증을 일으킬 수 있다고 알려진 물질이었다.[1] 그렇다, 우리는 태어나기도 전에 면역 체계가 대처해야 하는 화학물질에 이미 노출되고 있던 것이다.

나이가 들면 이런 현상은 더 심각해진다. 어렸을 때 뿌리를 내린 화학물질과 독소가 성인이 되면 다발성, 판단 오류, 과활동성, 약한 면역 유형으로 이어지며 여러 질환을 일으키기 때문이다. 어릴 때는 면역 체계가 성장 중이라 화학물질에 특히 민감한 이유도 한몫할 것이다.[2] 하지만 커서도 화학물질은 계속해서 면역 체계의 건강에 아주 큰 영향력을 발휘한다.

화학물질이 면역 체계를 방해하는 방식

우리가 숨 쉴 때마다 독소는 몸속으로 들어온다. 피부로 들어오기도 하고, 독소를 마시고 먹기도 한다. 이게 현실이고 일상이다. 세포 수준에서 독소가 면역 체계에 어떤 영향을 주는지에 관한 연구는 아직도 활발히 진행 중이지만, 꾸준한 연구로 이미 나온 결과도 많다.

- 독소는 T세포 반응, 대식세포 활동, NK세포 반응, 항체 생성을 약화시키는 등 면역 체계에 직접적인 손상을 가한다.[3]
- 담배 연기에 단기적으로 노출되면, 대식세포가 사이토카인에 느리게 반응해서 전반적인 활동 능력이 떨어진다.[4]
- 독소는 아릴하이드로카본수용체AHR를 활성화시킨다. AHR은 간 해독 경로에서 효소를 조절하는 유전자를 발현시켜 간 손상, DNA 변형, 면역 억제, 선천적 결손증, 심지어 종양까지 유발한다.[5]
- 프탈레이트는 샴푸에서부터 아기들이 입에 무는 장난감, PVC 소재의 매트에 이르기까지 다양한 곳에서 사용된다. 아이들이 이 물질에 노출되면 쌕쌕대는 증상이 나타날 수 있고, 염증성 문제가 발생할 수 있다.[6]
- '오비소겐'이라고도 불리는 호르몬 교란 물질은 지방세포 성장을 촉진해서 대사증후군을 유발한다.[7]
- 류머티즘성 관절염, 루푸스 같은 자가면역질환은 살충제, 수은,

납, 비스페놀A, 용제, 특정 약의 노출과 관련이 있다.[8]

● 과거 원발성 담즙성 경화증이라 부르던 원발성 담즙성 담관염PBC과 루푸스 같은 자가면역질환은 매니큐어와 머리 염색을 즐겨 하던 여성에게서 높은 발병률을 보였다.[9]

독소는 네 가지 면역 유형의 기능 문제를 포함해 모든 면역 문제에 큰 영향을 주기 때문에 반드시 관심을 가져야 한다. 당신도 이제는 이 말에 충분히 공감할 것이다. 독소 노출은 지난 몇십 년간 놀랄 정도로 빠르게 증가하고 있고, 우리가 매일 사용하는 것들의 대부분이 사실상 화학물질로 만들어진다. 1970~1995년 사이 화학물질 생산량은 5,000만 톤에서 1억 5,000만 톤으로 3배 정도 상승했다. 지금은 당시보다 더 높을 것이다.

문제는 미국환경보호국EPA에서조차 현재 얼마나 많은 화학물질이 사용되는지 모른다는 것이다. 물론 등록된 자료에는 8만 5,000개의 화학물질이라고 표기되어 있지만, 시장에서 유통되는 정확한 수는 이들도 모른다. 무섭지 않은가? 미국의 유해물질규제법TSCA은 인간을 위험한 물질에서 보호하려고 만든 법이지만, 그렇다고 천하무적은 아니다. 이 법의 근본적인 질문은 이러하다. '이 화학물질은 건강 또는 환경에 해를 입힐 정도의 지나친 위험을 내포하고 있는가?' 여기서 이 '지나친 위험'이란 말 자체가 너무 모호하다. 이 법은 특정 물질이 안전한지 아닌지를 다루지 않는다. 또한 규제와 감독도 철저하게 이루어지지 않는다. 유해물질규제법은 2016년에 한 번 개정되었지만, 겨우 9개의 물질만 미국에서 사용 금지 목록에 추가되었다. 게다가 이 법은 1976년에 처음 시행되었기 때문에 이 전에 만들어진 6만 개의 화학물질은 안전성 시험 대상에서 제외되었다. 그러니 얼마나 많은 화학물질이 규제도 받지 않고 여기저기 퍼져 있다는 말인가?

위험한 5인방, 최악의 면역 위반자

지금쯤 당신은 매우 낙담하고 절망적인 기분이 들지도 모른다. 주변에 만연해 있는 독소를 처음 배울 때는 이런 물질을 완전히 피할 수 없다는 생각에 힘이 빠지는 것이 당연하다. 현실적으로 화학물질과 이런 규제 방식으로는 독소를 완전히 피할 수 없다. 하지만 그래도 괜찮다! 인간의 면역 체계는 일부 독소를 해결할 수 있도록 고안되었으니 말이다. 그렇다면 이제 목표는 정해졌다. 통제할 수 있는 독소 노출을 최대한 줄이고, 나머지만 신체가 해결할 수 있도록 하자.

먼저 가장 악랄한 독소는 누구인지, 주로 어디에 있는지 살펴보자. 그러면 독소를 피하는 계획을 세울 수 있을 것이다.

● **과불화화합물**(PFAs): 탄소와 불소가 결합된 불소수지 제조에 쓰이는 유독한 물질이다. 1940년대부터 개인 생활용품, 식품 포장재, 섬유 등 산업계에서 광범위하게 쓰인다. 시간이 지나도 분해되지 않는 특성 때문에 '영속적 화학물질'이라고도 불리는데,

일단 체내에 들어오면 배출되지 않고 쌓이면서 지속적으로 문제를 일으킨다. 특히 면역 체계를 손상시키고, 파상풍이나 디프테리아 같은 백신의 효과를 떨어뜨린다고 밝혀졌다.[10) 암, 호르몬 교란, 저체중아와도 관련이 있다.[11) 이 물질은 패스트푸드 식품을 담는 코팅지나 종이 용기, 전자레인지용 팝콘 종이팩에도 들어 있다. 그리고 일명 테플론이라 부르는 PTFE(폴리테트라 플루오로에틸렌)에도 있고, 바닥이 눌어붙지 않는 요리용 코팅팬과 주방기구에도 있다. 얼룩방지나 발수코팅이라는 라벨이 붙어 있는 스카치가드, 스테인마스터, 고어텍스 같은 유명한 브랜드 제품의 의류나 발수코팅제에도 이 화학물질이 들어 있다. 얼룩방지 기능이 있는 섬유나 카펫에서 발견되기도 한다.

정말 어디든 있다. 2006년 이후에서야 미국환경보호국에서 해로운 물질이라고 규정했기 때문에 그전에 만들어진 물질은 여전히 지하수를 오염시키고 있다. 영화 〈다크 워터스 *Dark Waters*〉는 웨스트버지니아주와 화학기업인 듀퐁(이 회사는 테플론 제품에서 나온 독성 화학물질 PFOA를 불법으로 유출했고, 이는 그 지역과 가축을 오염시켰다) 간의 실제 법정 다툼을 각색한 영화다. PFAs는 수돗물에서도 발견되는데, 별도로 처리하거나 차단하지 않기 때문이다.[12) 미국인 99%의 혈관에 PFAs가 있을 것이라고 추정된다. 누구나 이 물질을 피해야 하지만, 특히 과활동성 면역 유형이거나 약한 면역 유형이라면 더 신경 써야 한다.

● **내분비계 교란물질:** 비스페놀A(BPA), 프탈레이트, 파라벤 등이

포함된 물질로, 주변에서 쉽게 볼 수 있다. 비스페놀A는 폴리카보네이트(플라스틱)를 만들 때 강도를 높이기 위해 사용되며 식품 용기, 물병, 스포츠용품, 그 외 많은 가정용품을 만드는 데 몇 년간 사용되었다. 통조림 캔 식품을 제조할 때 금속과 내용물이 반응하는 것을 방지하기 위해 캔 내벽에 코팅제로 바르기도 한다. 비스페놀A가 우리 몸에서 성 호르몬인 에스트로겐처럼 행동하여 아동의 성 발달에 영향을 주는 환경호르몬으로 밝혀지기 전까지는 젖병을 만들 때도 썼다. 비스페놀A는 성인의 호르몬 체계에도 영향을 준다고 알려지지만, 모든 플라스틱에서 금지되지는 않았다. 일부 연구에서는 비스페놀A가 Th17세포를 증가시켜 자가면역질환의 발병에 영향을 준다고 밝히기도 했다.[13] 판단 오류 면역 유형이라면 더더욱 플라스틱 사용에 주의하는 것이 좋겠다!

프탈레이트는 비스페놀A와 반대로 플라스틱을 부드럽게 하는 가소제로 로션이나 샴푸와 같은 화장품 용기, 식품 용기, 의약품 용기, 정맥 주사용 관 튜브, 바닥재에 쓰인다. 이들은 정말로 어디에든 있다. 소변에서 프탈레이트 농도가 높게 검출된 아이들은 알레르기와 천식에 걸릴 확률이 더 높았고, PVC 소재의 매트를 깐 집에 사는 아이들도 마찬가지였다. 프탈레이트는 사이토카인 신호와 항체 생성에 영향을 주어서 감염과 싸우는 능력을 약화시킨다. 그 외에도 프탈레이트가 루푸스나 기타 자가면역질환의 위험을 높일 수 있다는 증거도 있다.

파라벤은 내용물에 박테리아와 곰팡이가 생기는 것을 방지하기 위해 음식, 화장품, 개인 생활용품 등 광범위한 곳에서 방부제로 사용된다. 에스트로겐 흉내를 내기 때문에 유방암 발병을 높이는 원인으로 지목되기도 했다. 파라벤이 많이 축적되면 음식 알레르기, 습진, 천식에 걸릴 위험이 커지기 때문에 과활동성 면역 유형에 속한 사람은 특히 더 조심해야 한다.

- **유기인산화합물 살충제(Ops):** 농사, 정원, 집안 해충 제거 등 가장 광범위하게 사용되는 매우 해로운 살충제. 가구와 섬유의 난연제로도 쓰이는데, 아주 심각하다. 해로운 영향 때문에 몇 가지는 금지되었지만 여전히 36종이 미국에서 사용 가능하며, 최근 연구에 따르면 그중 13개의 잔여물이 과일과 채소에서 발견되었다고 한다.[14] 살충제 노출은 항생제에도 내성을 갖는 슈퍼박테리아를 만들어내기도 한다. 또한 폐암, 전립선암, 림프종, 백혈병 등의 암 발생 위험이 증가한다. 그리고 뇌 조직에 산화스트레스를 일으켜 염증이 증가하기도 하는데, 파킨슨병과 살충제 노출 간의 연관성을 생각해 볼 수 있는 부분이다. 이 외에도 B세포, T세포, NK세포, 대식세포 같은 면역 세포의 사멸을 촉진하기도 한다.

- **중금속:** 2014년 미시간주 플린트시의 물이 납으로 완전히 오염되었던 비극적인 사건이 있었다. 진실은 이렇다. 우리는 모두 수돗물, 토양, 집안 환경, 아말감으로 때운 치아, 심지어 먹는 음식을 통해 다양한 중금속에 조금씩 노출되고 있다. 페인트가 벗겨진 낡은 집에 살고 있거나 초밥을 정말 좋아한다면, 납과 수은 노

출의 위험성은 더 커진다. 이 물질은 평생에 걸쳐 아주 조용하게 체내에 쌓여 질병을 일으킨다. 예를 들어 비소와 납은 면역 억제, 감염 증가, 암 발병 증가와 관련이 있다. 수은은 세포에 붙어 구조를 바꾸고 면역관용을 없애 자가면역질환을 유발할 수 있다. 특히 판단 오류 면역 유형은 물과 음식으로 섭취하는 해로운 중금속 노출에 더욱 주의를 기울여야 한다.

- **포름알데히드:** 거의 모든 곳에 있다고 해도 과언이 아닐 정도로 흔한 독소다. 가구, 합판 바닥재, 주방 수납장에 들어가는 내장재에 사용된다. 포름알데히드는 쉽게 증발하는 휘발성 유기화합물VOC이어서 패브릭이 들어간 가구, 커튼 외에도 접착제나 도료, 페인트 등의 여러 가정용품에서 기체로 나온다. 과활동성 면역 유형이면 특히 포름알데히드를 피해야 한다. 면역 세포를 자극해 Th2 지배로 이끌어 천식, 발진, 알레르기 반응을 유발하는 성분으로 알려져 있기 때문이다. 또한 암을 유발할 수 있는 발암물질로도 알려져 있다.

이렇듯 화학물질은 사실상 화장품, 물, 공기, 청소도구함 등 집안 곳곳에 숨어 있다. 하지만 희망이 전혀 없는 것은 아니니 너무 낙담하지 말자. 방금 소개한 다섯 가지 대표 면역 방해물질에 집중하면 화학물질 노출을 줄이는 데 더 현명하게 대처할 수 있다. 특히 당신의 면역 유형에 직접적인 영향을 주는 물질에 집중하자. 그러면서 평생 몸에 부담을 주는 화학물질의 전체 양을 아주 조금씩 줄여나가는 것이다.

몸이 효율적 해독 활동을 하도록 돕는 작은 노력

우리는 이제 다섯 가지 위험한 화학물질을 피하는 노력으로 생활 속 독소 노출을 최소화할 것이다. 하지만 여전히 신체는 모든 종류의 화학물질, 약, 환경호르몬, 독소, 음식, 미생물을 24시간 해독하고 있다. 독소가 혈액과 지방, 다른 조직에 더 많이 쌓일수록 염증과 활성산소는 증가한다. 신체가 독소를 빠르고 효율적으로 제거하도록 우리가 도와야 한다. 그러나 두려워하지 말길. 당신에게 해독 주스, 커피 관장, 물 단식 같은 방법을 요구하지는 않을 테니 말이다. 선천적인 해독 시스템을 활성화하는 데에는 당신이 한 번쯤은 들어봤을 법한 힘든 '디톡스' 과정이 들어가지 않는다. 아주 적은 노력만 기울여도 힘들지 않게 매일 할 수 있다는 사실을 먼저 알려주고 싶다.

어떻게 하면 될까? 우리 몸에서 해독 과정은 간에서 2단계로 진행되며, 각 단계의 해독 경로에는 유전적으로 통제되는 효소가 많이 필요하다. 1단계(나는 이를 '시토크롬 P450' 단계라고 부른다)에서는 지용성 독소가 분해되고, 그 과정에서 불안정한 활성산소가 생성된다. 2단계(나는 '생체 내 변화'라고 부른다)에서는 1단계에서 찾아낸 독소가 수용성으로 전환되어 다른 체내 쓰레기와 함께 배출된다. 담낭에 있는 담즙과 장 속 미생물 모두가 독소를 체외로 배출하는 데 관여한다. 그래서 관련된 비타민과 미네랄을 섭취하여 효소 활동을 도우면 해독 과정이 꾸준하게 잘 진행될 수 있다. 굳이 레몬-고춧가루 디톡스, 녹색 채소 디톡스, 사과초모식초 디톡스, 이온 족욕 같은 다소 의심스러운 '디톡스' 방법을 시도할 필요는 전혀 없다.

다음은 1단계와 2단계 효소 작용을 돕는다고 밝혀진 몇 가지 물질이다.

- 커큐민(강황 뿌리에 많다.)
- 디인돌리메탄(양배추, 콜리플라워, 방울양배추, 물냉이, 브로콜리와 같은 십자화과 채소에 많다.)
- 퀘르세틴(사과, 양파, 딸기, 살구 등)
- 에피갈로카테킨 갈산염EGCG(녹차, 홍차)
- 레스베라트롤(포도, 오디, 땅콩 등)
- 로즈메리
- 치커리 뿌리와 민들레
- 루이보스차와 허니부시차

이런 자연식품이나 재료를 꾸준히 먹는 것이 바로 꾸준히 '디톡스'하는 것이다. 자연식품은 자연적으로 몸의 해독을 돕는 최고의 재료이지만, 이미 독소가 체내에 많이 쌓여 있거나 유전적 문제SNPS가 있어서 이런 식품이 오히려 부정적인 영향을 준다면 다음에 소개하는 것을 보충하면 도움이 될 것이다.

- **N-아세틸 시스테인(NAC):** 황을 함유한 아미노산인 시스테인은 뛰어난 활성산소 청소부이자, 항산화 물질이다. 폐의 얇은 점

막에서 주로 활성화되기 때문에 특정 폐 질환에도 도움을 준다. HIV 같은 면역 결핍증일 경우 T세포의 성장과 기능을 강화하고, NK세포 수도 증가시킨다. 닭, 칠면조, 요거트, 치즈, 달걀, 해바라기씨, 콩에 들어 있다. 이 물질은 체내에서 글루타티온의 공급량을 늘려 준다.

- **글루타티온:** '항산화제 마스터'라고 불릴 만큼 광범위한 항산화 효능을 가지고 있다. 지방에 주로 저장되는 독소와 중금속에 잘 붙으며, 다른 항산화 물질의 능력을 끌어올리고, 세포사를 예방하는 등의 다양한 역할 덕분에 붙은 별칭이다. 황과 3개의 아미노산으로 구성되어 있고, 독특하고 강한 냄새가 나며, 간에서 계속 생성되는 물질이다. 체내 독소 양이 많으면 빠르게 고갈되는데, 충전되지 않으면 활성산소가 조직을 손상시키기 시작한다. 주로 폐에 머무는 특징 때문에 글루타티온 수치가 낮으면 코로나바이러스 감염병 증상이 악화될 수 있다고 한다.[15] 여러 관련 연구 결과를 바탕으로 글루타티온과 전구체인 NAC가 코로나바이러스 감염병 치료제로 떠오르기도 했다.

나는 체내 독소 양을 최소화하고 글루타티온 수치를 최적화하는 음식을 자주 먹을 것을 추천한다. 관련 음식에는 양파, 마늘, 파 같은 황이 풍부한 채소나 양배추, 케일, 물냉이, 콜라드, 브로콜리 같은 십자화과 채소가 있다. 유제품에 민감하지 않다면 품질이 좋은 유청단백질을 섭취하여 글루타티온 수치를 올릴 수 있다.

● **킬레이트제:** 특정 영양소는 수은, 카드뮴, 납과 같이 면역 건강을 해치는 위험한 중금속에 달라붙은 후 신장으로 가져가거나 간으로 가져가서 담즙에 버리고 장 속 쓰레기 함께 몸 밖으로 배출하게 만든다. 매일 수용성 식이섬유와 불용성 식이섬유를 골고루 많이 먹으면 이런 과정이 최적화된다. 시트러스 펙틴, 이눌린, 귀리섬유, 겨, 차전자피 등의 성분과 식품은 모두 독소를 흡착해 위장관으로 끌고 가 제거하는 능력을 향상시킨다. 클로렐라는 유독한 수은과 납의 체내 함량을 낮추는 효능이 있다고 밝혀졌다. 일부 연구에 따르면, 활성숯과 제올라이트에는 독소를 흡착하는 능력이 있다.[16]

독소를 완전히 피하기는 불가능하지만 줄이기 위해 노력하고, 위에서 소개한 천연 식품을 섭취하며, 나중에 언급할 간 기능 향상 보충제를 더한다면, 면역 유형과 관계없이 독소로 인한 면역 손상을 보호할 수 있을 것이다.

당신의 체내 독소를 줄이는 디톡스 도구상자

불편한 진실은 우리 집에 면역 체계를 약화하는 독소가 숨어 있다는 것이다. 그렇다고 독소 노출을 줄이고자 엄청난 비용을 들여 화학물질이 전혀 없는 집으로 개조할 필요는 없다. 현재 가지고 있는 것들을 몽땅 버리거나, 머리를 식초로 감고, 립스틱 대신 비트 주스를 바를 필요는 더더욱 없다. 10년 전만 해도 '화학물질 무첨가'라는 말은 생활 습관의 엄청난 변화와 희생을 뜻했고 다른 사람들과 제대로 어울리지 못하는 상황까지 만들기도 했다. 그러나 이제는 화학물질을 넣지 않은 화장품, 청소 제품, 가정용품이 정말 많다. 이런 제품을 이용하면 독소를 줄이는 삶을 생각보다 훨씬 더 쉽게 시행할 수 있을 것이다.

이제 많은 돈이나 시간을 들이지 않고 쉽게 환경을 해독할 수 있는 도구상자를 담고자 한다. 일주일만 투자해도 다음의 방식을 모두 해 볼 수 있을 것이다. 그리고 절대 후회하지 않을 것을 약속한다!

1. 정수된 물 쓰기

도시의 수돗물 대부분은 모든 화학물질을 검사한 후 공급되지 않는다. 사실 검사할 수도 없다. 그렇다고 미국 환경보호국에만 의존해 물에 들어 있는 독소 문제가 빠르게 해결되기를 마냥 기다릴 수도 없다. 많은 사람이 지금도 수돗물을 마시면서 면역을 손상시키는 화학물질도 정기적으로 섭취하고 있을지 모른다. 변기에 버리는 의약품, 수돗물 속 미생물, 납으로 된 파이프에서 스며 나온 납 등을 말이다. 그래서 나는 직접 물을 정수해서 쓰라고 권하고 싶다.

하지만 지금 당장 필터기를 사기 전에, 모든 필터기가 동일한 효과를 가지지는 않는다는 사실을 기억하자. 소비자들에게 꾸준한 사랑을 받는 브리타 시스템의 카본 필터도 중금속은 거의 거르지만,

못 거르는 독소도 많다. 어쨌든 필터기로 유독물질을 제거하고 싶다면 질 좋은 제품에 투자해 보자. 집 전체에 필터기를 설치할 정도로 여유가 있다면 그렇게 해 보자. 마시는 물은 물론 수도꼭지, 샤워기의 물을 모두 정수할 수 있을 것이다.

아래는 가격에 따라 분류한 다섯 가지 필터기 옵션이다. 비용 대비 효율이 좋은 제품에서 가장 비싼 제품까지 모아두었다(옵션 목록에는 국내에서 판매되지 않는 제품도 있다. 한국에도 다양한 유형의 정수 필터 제품이 있으므로 검색해 보자 – 편집자주).

- 제로워터Zerowater: 50달러 미만, 주전자형 정수기
- 버키Berkey: 200~300달러, 주방가구 상판에 올려두는 형태, 이동도 가능하다.
- 아쿠아사나Aquasana: 200~300달러, 싱크대 하단에 설치하는 형태
- 아쿠아사나Aquasana: 700달러, 싱크대, 수도꼭지, 샤워기 등 집 전체에 설치 가능한 필터형

2. 식물 키우기

많은 사람이 '공기 오염'이라는 단어를 들으면 공장 굴뚝에서 나오는 검은 연기나, 꽉 막힌 도로에서 뿜어져 나오는 자동차 매연을 떠올린다. 하지만 때로는 실내 공기가 바깥 공기보다 더 나쁠 수 있다는 사실을 아는가? 현대 가옥은 밀폐력이 높아 예전보다 공기 흐름이 원활하지 않은 경우가 많다. 그래서 해로운 물질이 밖으로

나가지 못하고 집안에서 떠다닌다. 처음에 이런 이야기를 들으면 무기력한 느낌이 들 수 있지만, 지금이야말로 집안 독소 노출을 줄일 수 있는 아주 큰 기회라고 생각해 보면 어떨까?

식물을 들이면 적은 비용으로 공기를 정화하는 데 도움이 된다고 한다. 실내식물을 가꾸는 것이 요즘 트렌드이기도 하니 쉽게 해 볼 수 있는 방법이다. 1989년 나사에서 발행한 보고서에 따르면, 식물은 공기 중에 떠다니는 벤젠, 포름알데히드, 트리클로로에틸렌, 암모니아, 톨루엔을 제거하는 능력을 갖추고 있다고 한다(그중에서 스파티필름, 거베라, 관음죽, 아레카야자, 대나무야자 등의 야자류가 높은 점수를 받았다).

공기 정화를 할 수 있는 다른 방법은 침실이나 주로 시간을 보내는 각 공간마다 헤파필터가 부착된 공기청정기를 설치하는 것이다. 헤파필터는 0.03미크론 크기의 입자까지 잡아낼 수 있고, 알레르기나 자극 반응을 일으키는 꽃가루, 동물 비듬, 곰팡이 포자, 먼지를 모두 거른다. 일부 제품은 페인트, 방향제, 가구, 바닥재, 청소 제품 등의 집안 용품에서 나오는 휘발성 유기화합물VOCs까지 거르는데, 포름알데히드 같은 휘발성 유기화합물은 대개 신체를 자극하고 암을 유발할 수 있다.

하지만 모든 공기청정기가 그런 기능이 있는 것은 아니므로 제품의 상세 정보를 꼼꼼히 읽어 보고 구매하자. 전문가의 팁을 주자면, 충분한 효과를 얻기 위해서는 공기청정기에서 권장하는 사용면적과 방의 크기를 비교해 보고 사야 한다.

3. 화장품 사용 습관 바꾸기

다소 부정적으로 들릴 수 있겠지만, 우리는 화장품이나 개인 생활용품에 들어 있는 화학물질에 매우 취약한 상태다. 화장품 회사는 안전성 검사나 승인 없이도 제품에 원료를 넣을 수 있다. 남녀를 불문하고 요즘은 다들 화장품을 많이 바른다. 문제는 화장품을 발라대는 피부가 물질을 흡수하는 면적이 가장 넓은 부위라는 것이다. 그러니 결국 독소에 노출되는 면적도 아주 넓을 것이다.

한번 생각해 보라. 기초화장품, 샴푸, 컨디셔너, 향수, 데오드란트, 색조화장품 등은 우리가 거의 매일 사용하는 제품이다. 평균적으로 여성은 매일 12개의 제품에 함유된 168개의 화학물질을 접하고, 남성은 6개의 제품을 사용하여 85개의 화학물질을 접한다고 한다. 모든 물질이 문제를 일으키는 것은 아니지만, 상당수가 호르몬 교란을 일으키거나 알레르기를 유발하는 항원을 가지거나 면역 체계에 부정적인 영향을 준다.

지금까지 파라벤, 프탈레이트, 포름알데히드 같이 개인 생활용품에 흔하게 들어 있는 화학물질을 살펴보았는데, 연구에 따르면 이런 물질 대부분이 대식세포, 호중구, NK세포의 면역 활동을 약화시키고, 감염과 싸울 때 필요한 사이토카인의 생성도 방해한다. 이는 알레르기, 염증, 자가면역 문제로 이어질 수 있다. 요즘은 화장품을 바꾸는 방식이 생각만큼 어렵지 않다. '그린 뷰티' 산업이 폭발적으로 성장하고 있고, 가격대도 다양해 부담 없이 고를 수 있다.

한 가지 추천하고 싶은 방식은, 환경워킹그룹Environmental Working

Group 홈페이지의 스킨딥Skin Deep 데이터베이스로 들어가서 지금 사용 중인 제품을 검색해 보는 것이다. 이 데이터베이스에는 제품 안정성을 1~10까지 점수로 표시해 놓았다. 점수를 보면 건강한 화장품 구매 계획을 어디서부터 시작해야 할지 어느 정도 감이 올 것이다. 그리고 이 데이터베이스를 이용해 건강에 더 좋은 대체품을 고르던지, 아니면 온라인으로 좀 더 조사해 볼 수 있을 것이다(국내에는 '화해'와 같은 뷰티 앱을 통해 화장품의 전성분과 알레르기 함유 물질 포함 여부를 알 수 있다 - 편집자주). 구글과 같은 검색엔진에서 '착한 화장품 브랜드'로 검색하면 다양한 내용을 찾아볼 수 있다! 무독성이며, 동물실험을 하지 않은 비건 제품도 있으므로 굳이 비싼 제품을 구매할 필요가 없다. 그중에서 내가 추천하는 브랜드 몇 가지를 소개한다.

● 일리아ILIA: 메이크업과 스킨케어 제품

● 시어모이스처SheaMoisture: 헤어케어, 스킨케어, 바디케어

● 버츠비Burt's Bees: 스킨케어와 바디케어

● 올라플렉스Olaplex: 헤어케어

● 브리오지오Briogeo: 헤어케어

● 뷰티카운터Beautycounter: 메이크업

● 베이포어Vapour: 메이크업

● 드렁크 엘리펀트Drunk Elephant: 스킨케어

● 네이티브Native: 데오드란트

● 어니스트 뷰티Honest beauty: 메이크업과 스킨케어

- 올리브앤준Olive and June: 매니큐어

- 벨레다Weleda: 스킨케어

- 우르사 메이저Ursa Major: 스킨케어

여러 훌륭한 브랜드들 덕분에 화학물질 무첨가 제품을 사용하려고 저품질로 바꾸거나 비싸게 구매해야 하는 일이 벌어지지 않게 되었다! 8장을 마무리하기 전에 경고의 말을 남기고자 한다. 많은 화장품과 청소 제품 브랜드(다음으로 넘어갈 부분)에서 '깨끗한', '녹색의', '천연'이란 단어를 제품에 붙여서 광고하지만, 그 제품에 해로운 물질이 들어 있는 경우가 많다. 그러나 이런 화학물질에 대한 규제가 제대로 이루어지지 않아서 관련 기업은 쉽게 법망을 피해 가며 소비자들을 기만하고 있다! 그러니 제품을 구매할 때는 항상 설명서에 있는 전성분을 확인하거나, 웹사이트에서 해당 제품의 안전성을 검색해 보자.

4. 안전한 청소 제품 사용하기

개인 생활용품뿐만 아니라 청소 제품에도 면역을 해치는 화학물질이 들어 있다. 그래서 청소할 때마다 이 물질을 만지고 흡입하여 몸에 부담을 준다. 어떤 물질이냐고? 먼저 한번 집안을 돌아다녀 보자. 프탈레이트, 난연제, 기타 화학물질을 머금은 먼지가 떠다니며 숨을 쉴 때마다 몸속으로 들어온다. 집 안에 있는 시간이 길어지면 노출 시간도 더 길어진다. 청소할 때 빗자루로 쓸게 되면 먼지는 잠시 날아갔다 다시 바닥에 가라앉는다. 그러니 헤파필터가 장착된 청소기나 젖은 헝겊, 걸레, 극세사 천을 사용해서 청소해 보자. 염소 표백제, 암모니아와 합성 방향제, 염색제가 들어 있는 제품과 다른 항균 청소용품을 빗자루나 청소기 등과 함께 두지 말자. 추천하는 세정제 브랜드는 다음과 같다.

- 세븐스 제너레이션Seventh Generation
- 에코스ECOS
- 어니스트 컴퍼니The Honest Company
- 미세스 메이어스 클린데이Mrs. Meyer's Clean Day cleaning products
- 메소드Method cleaning products
- 그로브 컬래버러티브Grove Collaborative

제품에 '메이드 세이프Made Safe'나 미국 환경보호국의 '세이퍼 초이스Safer Choice' 인증 라벨이 붙은 제품을 찾아 보자. 환경워킹그룹 홈페이지에 있는 '건강한 세정제 목록Guide to Healthy Cleaning'을 보면 안전한 제품을 확인할 수 있다(국내의 경우 환경부에서 운영하는 생활환경안전정보시스템https://ecolife.me.go.kr/ecolife/에서 생활화학제품의 안전 정보를 확인할 수 있다 - 편집자주).

우리는 독소와 함께하는 세상에 살고 있다. 숨 쉬고, 먹고, 만지면서 쌓여 가는 몸속 화학물질로 면역 체계는 매일 손상받고 있다. 이런 독소 노출이 염증, 알레르기, 자가면역질환을 일으키고 면역력을 떨어뜨려 암을 유발하며, 약한 면역 상태를 계속 유지하게 한다는 데이터는 수없이 많다. 그러니 면역 상태를 예전처럼 되돌리는 첫 번째 단계는 앞에서 추천하는 방법으로 독소 노출을 줄이는 것이다.

다행히 생각보다 어렵지 않을 것이다! 나는 주말을 이용해 집안의 독소를 줄여보라고 권하고 싶다. 집에서 나쁜 물질을 몰아내고, 안전하고 건강에 도움이 되는 제품으로 교체해서 면역 체계를 치료해 보자. 말한 김에 새로운 물 필터기와 공기청정기를 주문해 보는 건 어떨까! 미래의 건강이 당신에게 고마워하지 않을까?

항균 비누를 멀리하자

감염병 시대에 이런 제안은 다소 이상하게 들릴 수 있다. 항균 비누를 멀리하라니, 결국 손을 씻는 이유가 세균을 없애기 위해서 아닌가? 그 말은 맞다! 하지만 거듭된 연구 결과, 일반 비누로 씻은 후 따뜻한 물에 헹구기만 해도 항균 비누와 동일한 효과를 얻을 수 있다는 사실이 밝혀졌다. 항균 비누에는 보통 트라이클로산이 들어 있는데, 환경 단체, 학계, 규제 단체(FDA 포함)에서 건강에 해로운 호르몬 교란 물질로 이미 지정한 바 있다.

손 소독제는 어떤가? 굳이 쓰고 싶다면 비누와 물을 쓸 수 없는 상황일 때만 사용하라고 권한다. 바이러스와 박테리아는 에틸알코올과 이소프로필 알코올이 함유된 손 소독제면 대부분 사라지지만, 피부의 수분을 빼앗기 때문에 손이 매우 건조해질 수 있다.

9장

영양으로 면역 체계 키우기

몇 년간 배운 영양학을 토대로 가장 중요한 사항을 하나만 말해 보라고 한다면, '음식은 몸에서 연료뿐만 아니라 정보도 된다'는 것이다. 즉 당근, 사과, 닭 날개, 초콜릿케이크를 먹는 행위는, 지금 들어가는 음식을 해석하고 받아들이라는 신호를 세포에 보내는 것이다. 지방세포와 근육세포뿐만 아니라 면역 체계의 세포도 이 신호를 받기 때문에 감염과 싸우고 질병을 막는 면역 체계가 기능하는 방식에도 영향을 미치게 된다.

음식을 먹으면서 면역 체계에 도달하는 메시지를 생각하는 사람이 얼마나 될까. 음식에 초점을 맞춘 건강 서적을 봐도 저탄수화물, 저지방, 비건, 팔레오, 또는 체중 감소를 목표로 한 식이요법 등 대부분 특정 식단에 대한 장단점에만 초점이 맞춰져 있다. 특정 건강 문제를 다룬 책들조차 식이요법에는 주로 단일한 접근 방법만 찬양하고는 한다. 개인의 특성을 고려한 유연한 접근은 대개 무시된다. 그러나 이 책에서는 그런 식으로 접근하지 않는다. 다량의 영양소와 미량의 영양소가 적절히 혼합된 자연식품만 먹어도 면역 체계가 건강해지고 결국 전체적인 건강을 챙길 수 있기 때문이다.

세상에는 면역 체계에 좋은 음식을 챙겨 먹고 있는 사람들이 있으며, 음식의 종류도 정말 다양하다. 그러니 붉은 고기나 렉틴, 글루텐, 곡류, 탄수화물, 포화지방 등을 먹어야 하는지 피해야 하는지를 일일이 이야기하며 핵심을 놓치는 대신, 이번 장에서는 면역 체계를 가장 잘 뒷받침해 줄 음식과 가장 방해하는 음식만 집중해서 살펴볼 생각이다. 보편적으로 면역 건강에 나쁜 음식(대표적인 설탕과 트랜스지방)이 있는 반면, 보편적으로 좋은 음식도 있다. 비타민C, 아연, 강황처럼 유명한 면역 강화 식품에 대해 들어 봤을 것이다. 이번 장에는 이런 식품을 알아보고 정말 유명세를 치를 만한지 판단해 볼 예정이다. 마지막으로 면역 체계에 도움이 되는 식습관을 알아볼 것이다. 이 장을 거의 다 읽어갈 즈음이면 당신도 면역에 좋은 먹거리의 전문가가 되어 있을 것이다. 그러면 끝없이 이어지던 영양 논쟁에도 더 이상 휘둘릴 필요가 없다.

면역 체계 최대의 적, 설탕

2020년 봄, 코로나바이러스가 미국을 처음 강타했을 때 사망했거나, 산소호흡기를 달아야 했거나, 사이토카인 폭풍을 경험한 환자의 대다수가 기저질환을 앓고 있었다는 사실이 드러났다. 그중 일부는 비만이나 당뇨병 같은 대사장애였다. 앞에서 말했듯이 비만과 당뇨병은 미국만 봐도 지난 몇 년간의 증가세가 심상치 않다. 당뇨병의 경우 자신이 앓고 있다는 사실조차 모른 채 살아가는 사람도 정말 많다. 코로나바이러스 유행 초기에 많은 사람이 던졌던 질문이 있다. '당뇨병이 왜 호흡기 질환을 더 악화시킨다는 거지?'

먼저 우리는 이 바이러스가 혈당 조절 능력을 단기간에 악화시킨다는 사실을 알아야 한다. 코로나바이러스는 세포막에 있는 ACE2 수용체에 달라붙어서 세포에 침투하는데, 이 ACE2 수용체는 췌장의 베타세포에서 많이 발견된다. 인슐린을 분비하는 췌장의 정상적인 기능을 방해하기 때문에 당뇨병을 가진 사람들의 혈당 수치를 위험하게 만들 수 있다.[1] 또한 당뇨가 있다는 말 자체가 낮은 단계의 만성 염증 상태라는 의미다. 이때의 선천 면역 체계는 이미 많은 일을 하고 있어서 이 바이러스가 들어왔을 때 병원체에 느리게 달려든다. 그래서 코로나바이러스가 선천 면역 체계의 세포를 완전히 압도하게 되면, 획득 면역 반응으로 나온 T세포가 신체를 보호하려고 최후의 수단을 쓰게 된다. 바로 인터류킨6 IL-6, 인터페론-감마 IFN-γ, 종양괴사인자-알파 TNF-α 같은 염증성 사이토카인을 마구 분출하는 것이다. 그래서 코로나바이러스로 심각한 패혈증, 호흡곤란, 혈액 응고, 사망에 이를 수 있다.

내가 이런 이야기를 하는 이유는 면역 체계에서 식습관이 정말 중요하다고 말하고 싶어서다. 사실 영양에 있어서 설탕만큼 면역 건강을 해치는 식품도 없다. 혈당을 높이는 요인은 다양하지만 가장 큰 요인이 과한 설탕 섭취다. 혈당이 높아지면 인슐린 저항성과 비만을 초래해서 염증성 사이토카인의 분비를 늘리고, 혈관에 손상을 주며, 손상된 곳을 수리하려고 면역 체계가 활성화되는 식의 악순환이 시작된다. 결국 면역 체계의 큰 방해물인 설탕 때문에 위험한 박테리아나 코로나바이러스 같은 바이러스가 방어막을 뚫고 슬그머니 들어올 수 있는 길을 찾을지도 모른다.

정말 나쁜 소식이다. 특히 당신이 이미 전당뇨거나 당뇨병을 진단받았다면 말이다. 그러나 다행인 소식도 있다. 무엇이냐고? 제2형 당뇨병은 회복될 여지가 충분히 있다. 식단에서 과도한 설탕을 빼면, 악순환의 고리를 끊고 건강하던 때로 돌아갈 수 있다. 설탕 섭취를 줄여서 대사 작용을 건강하게 이끄는 것이 면역 체계를 강화하는 아주 효과적인 방법이다. 이는 모든 면역 유형에 다 적용된다.

당신은 이렇게 말할지도 모른다. "나는 단 걸 좋아하지 않아요. 설탕 섭취에 대해서는 걱정할 게 전혀 없다고요!" 물론 도넛, 사탕, 음료수, 케이크, 과자를 자주 먹지 않을 수도 있다. 하지만 빵, 파스타, 쌀, 감자, 그래놀라, 심지어 특정 과일과 주스 같은 단순 탄수화물은 어떤가? 정말 많이 먹지 않는다고 자신할 수 있는가? 이런 음식은 당신도 모르게 조용히 혈당을 올린다. 설탕은 여기저기 다 숨어있다. 케첩, 샐러드드레싱, 커피 음료, 주스, 요거트, 시리얼, 단백질바 등 셀 수 없을 지경이다. 심지어는 건강보조식품에도 있으니 당신이 맛있게 씹어먹는 비타민제도 한번 확인해 보라!

여기서 다루는 방법은 모두 당뇨병처럼 서서히 진행되는 질환을 막는 예방적 관리에 중점을 둔 것들이다. 영양 계획을 짜기 전에 가장 먼저 해야 할 단계는 공복 혈당 수치가 정상으로 나왔더라도 일단 병원에 가서 당화혈색소(헤모글로빈A1c) 검사와 공복 인슐린 검사를 받는 것이다. 현재의 나이는 상관없다. 당화혈색소 검사에서는 지난 3개월간의 평균 혈당 수치를 알려주기 때문에 검사 당일 혈당이 정상으로 나와도 결과는 다를 수 있다. 요즘에는 집에서 검사할 수 있는 키트도 있다.

자신의 혈당 변화를 제대로 알게 되면 이제 건강을 위한 단계로 넘어갈 수 있다. 좋은 소식은 5장, 6장, 7장에서 소개하는 방법만 따라도 이미 건강한 혈당을 만드는 데 큰 걸음을 내딛게 된다는 것이다. 왜냐고? 여러 연구에 따르면, 하룻밤만 제대로 못 자도 혈당에 안 좋은 영향이 가고, 스트레스 호르몬인 코르티솔은 장단기적으로 혈당을 치솟게 한다. 건강하지 못한 장 박테리아는 단것을 더 먹고 싶도록 자극하며(사실이다. 인터넷에 검색해 보라!), 운동 부족은 당뇨병의 아주 큰 원인으로 꼽힌다. 그러니 이 부분만 잘 관리해도 혈당 건강을 지킬 수 있을 것이다. 그러나 여기에서는 영양에 대해서만 다루기로 했으니, 혈당 건강을 지키는 미니 도구상자를 소개하겠다.

- **설탕이 중독적이라는 사실을 기억한다**: 누군가 설탕이 코카인처럼 중독성이 강하다고 말하면, 그건 너무 과장된 표현이라고 생

각해 본 적 없는가? 하지만 과장이 아니다. 설탕은 뇌의 아편 수용체를 활성화하는데, 세계에서 가장 중독성 있고 삶을 파괴하는 마약이 자극하는 곳과 같은 수용체다. 더 심각한 문제는 설탕이 우리 주변에 만연해 있고, 합법적이며, 어떠한 규제도 받지 않는다는 점이다. 설탕을 즐기는 버릇은 고치기가 정말 어렵다! 그러니 설탕을 줄이려 노력하다가 도중에 실패하더라도 패배감을 느끼지 않는 것이 중요하다. 우선 아주 조금씩 줄이면서 성취감을 느껴 보라고 권하고 싶다.

마약을 갑자기 끊기 어렵듯이, 설탕을 끊을 때도 뇌에서는 금단 현상을 겪기 때문에 단 것이 더 먹고 싶고 예민해지며 피로를 쉽게 느끼게 된다. 특히 오후에 나른한 기분을 없애는 달달한 커피나 과자를 먹었거나, 아침에 간편하게 과일 요거트와 그래놀라를 먹어 왔다면, 첫 며칠, 길게는 몇 주간 혈당이 불규칙하게 오르내릴 것이다. 그러나 그 후부터는 기분이 한결 나아진다. 그러니 절대 멈추지 말고 계속하라. 분명 그만한 노력의 대가를 얻게 될 것이다. 면역 체계는 더 건강해지고, 에너지 레벨도 안정적으로 변하며, 피부가 더 깨끗해지고, 살까지 빠지게 될 것이다! 다음 안내를 따라 며칠에 한 번씩 설탕을 소량 줄이고 그 성과를 축하해 보자.

- **확실한 설탕 제품은 줄인다**: 우리가 사랑해 마지않는 사탕, 음료수, 케이크, 그리고… 그렇다! 설탕 덩어리인 스타벅스 음료다. 이런 음식에는 영양소라고는 없고 설탕만 엄청나게 들어 있다.

이런 식품 대신 다크초콜릿, 베리류, 아니면 설탕이 적게 들어간 다른 간식을 먹어 보자. 그러면 디저트나 단 간식을 완전히 끊지 않아도 된다. 사실 설탕이 들어 있는 음식을 평생 끊을 필요는 없다. 한 번씩 디저트를 즐기는 것은 괜찮다! 그러나 시작할 때는 혈당을 안정적이고 건강한 상태로 만드는 것이 중요하니, 확실히 단 음식을 최대한 버리도록 하자.

- **라벨을 확인한다:** 설탕이 들어 있는 음식을 확실하게 줄이겠다고 다짐했다면, 이제는 식료품을 보관해 두는 찬장을 열어서 제품마다 얼마나 많은 설탕이 포함되었는지 확인할 시간이다. 앞에서 설탕이 우리 주변 곳곳에 숨어 있다고 말한 것이 절대 과장이 아님을 알게 될 것이다. 하나도 빠짐없이 모두 확인하자. 심지어 라벨에 '로우슈거'나 '건강한'이라고 적혀 있더라도 예외는 없다. 설탕에는 설탕, 액상과당, 엿기름, 아가베시럽, 메이플시럽, 캐러멜, 꿀 등 많은 이름이 있다.

  미국인의 하루 평균 설탕 섭취량은 티스푼으로 17스푼, 또는 71g 정도라고 한다. 미국심장협회에서는 여성의 경우 하루에 6 스푼 또는 25g, 남성의 경우 9스푼 또는 36g 정도만 섭취하도록 권장한다. 이 정도라면 대부분의 사람에게 좋은 시작점이 될 것이다. 그러나 나는 가능하다면 이 기준에서 조금 더 줄여 보라고 하고 싶다. 우리는 사실 몸에 필요한 당을 과일, 채소, 곡식에서 나오는 천연 형태로 섭취하고 있다!

- **섬유질을 더 많이 섭취한다:** 설탕이 독이라면 섬유질은 해독

제다. 섬유질은 소화작용을 돕고 설탕이 혈액에 흡수되는 속도를 늦춰서 혈당이 급격하게 오르는 현상을 막는다. 음료수, 과일 주스, 단 커피 음료가 건강에 나쁜 이유는 섬유질 부족도 한몫 한다. 이런 음료에는 설탕이 많이 들어 있고 혈당에 좋은 섬유질 은 전혀 없다.

섬유질은 신선한 식물성 식품에 많다. 그래서 채소, 과일, 통곡물, 콩(가루 형태 제외), 견과, 씨앗을 많이 먹으면 섬유질을 충분히 얻 을 수 있다. 수용성 식이섬유(대장에서 녹는 섬유질)와 불용성 식이 섬유(대장에서 녹지 않는 섬유질) 모두 혈당을 건강한 수준으로 유지 하고 장 속 미생물의 먹이가 되는 데 필수인 성분이다. 섬유질이 풍부한 식품 중에 내가 좋아하는 것은 검은콩, 렌틸콩, 스틸컷오 트, 아보카도, 메밀, 방울양배추, 완두콩, 라즈베리(산딸기), 보리, 아마씨다. 만일 식단에 충분한 섬유질을 추가할 수 없다면, 수프 나 샐러드, 스무디를 만들 때 차전자피, 대마씨(햄프시드), 치아시 드를 같이 넣어 보자.

● **칼로리에 영양을 더한다:** 롤러코스터처럼 오르내리는 혈당을 잠 재울 방법 중 하나가 식단에 영양가가 더 집약된 식품을 추가하 는 것이다. 칼로리를 걱정하는 대신 단백질과 건강한 지방의 양 을 늘려보자. 굳이 저탄수화물을 고집할 필요도 없이 '옳은' 탄 수화물을 선택하면 된다. 사실 채소, 콩, 과일, 견과, 씨앗 형태로 탄수화물을 섭취하면 극심한 배고픔이 느껴지지 않는다. 게다 가 미네랄과 비타민도 풍부해서 늦은 오후에는 컵케이크를, 늦

은 밤에는 아이스크림을 찾던 습관도 고칠 수 있다. 마이피트니스팔MyFitnessfal이나 크로노미터Cronometer 같은 무료 앱을 이용해 5일간 당신의 식습관을 기록해 보자. 우선 현재 상태를 알기 위해 어떠한 판단도 하지 말고 그냥 정확하게 기록만 하면 된다. 그 후에 설탕, 섬유질, 다른 영양분의 실질 섭취량을 분석해 보자. 한번 도전해 보라! 나를 찾는 모든 환자에게 권하는 방법이다. 정말 놀랄 만한 결과가 나올 것이며, 당장 개선해야 함을 알 수 있을 것이다.

이제는 설탕이 어떤 식으로 대사장애, 혈당 불균형, 면역 체계의 기능장애를 일으키는지 알게 되었다. 이번에는 좀 더 긍정적인 부분으로 들어가 보자. 자연이 선사하는 멋진 재료가 어떻게 면역 체계를 지지해 주는지 궁금하지 않은가?

항산화 물질, 폴리페놀의 힘

'알록달록 무지개색의 음식을 먹으라'라는 조언을 한 번은 들어봤을 것이다. 밝은색의 과일과 채소로 가득한 식단을 차리라는 말이다. 그 이유도 정확히 알고 있는가? 이런 다채로운 색상의 음식에 폴리페놀이 꽉 들어차 있기 때문이다. 폴리페놀은 과일과 채소가 아름다운 색을 내도록 하는 물질이자 방사선, 박테리아, 바이러스, 기생충 같은 외부 스트레스 요인에서 자신을 보호하기 위해 생성된다. 놀랍게도 이런 음식을 먹으면 신체를 보호하는 작용이 자연스럽게 발휘되어 면역 체계에 힘을 더 실어 줄 수 있다. 끝없이 이어지는 식단 논쟁을 피하고, 쉽게 접근하기 위해 보편적으로 면역에 좋은 식품에 집중해 보자. 바로 폴리페놀이 다량 함유된 식품을 섭취하는 것이다.

폴리페놀은 활성산소를 없애고, 산화스트레스와 세포 손상을 예방하는 항산화 물질의 역할을 한다. 당신이 건강한 삶을 살기 위해 노력하더라도 매일 같이 이어지는 활성산소의 노출은 피할 수 없다. 독소, 만성 스트레스, 자외선, 술이나 담배, 공기나 물, 음식에 있는 화학 성분으로 활성산소가 생성되며, 심지어는 음식을 섭취한 뒤 세포가 에너지를 낼 때 부산물로 활성산소가 나오기도 한다. 활성산소는 면역 염증성 반응을 일으켜서 조직에 손상을 준다. 그러니 우리는 몸속에 끊임없이 일하는 활성산소 청소부가 필요한데, 다행스럽게도 음식에 함유된 항산화 성분이 그 역할을 한다.

폴리페놀은 여러 식품에 들어 있지만, 면역 균형을 향상하는 데 다재다능한 능력을 갖춘 몇 가지를 추천하고 싶다. 각 식품에 대한 더 자세한 내용은 10장에서 면역 유형별 보충제를 다룰 때 다시 설명하겠다. 강력한 폴리페놀에는 녹차에 다량 함유된 에피갈로카테킨 갈레이트EGCG가 있다. 이 물질은 마이크로바이옴 균형을 향상시키고, 자외선으로 인한 활성산소의 피부 손상을 줄이며, 백내장과 녹내장 발병을 낮춘다. 연구에 따르면, Th1과 Th17세포 생성을 조절하여 자가면역질환 발병의 위험도를 감소시킨다고 한다.[2] 그러니 말차 한 잔은 판단 오류 면역 유형에 매우 좋다.

레스베라트롤은 베리류와 포도에 들어 있다. 최근 연구에 따르면, 레스베라트롤은 장 미생물의 변화를 유도해 비만과 혈당 조절에 도움을 준다.[3] 또한 장수에도 관여하고 만성 염증을 줄인다. 또 다른 강력한 물질은 퀘르세틴이다. 이 물질은 과일과 채소에 풍부하게 들어 있지만, 그중에서 양파와 사과('하루에 하나씩 먹는 사과는 의사를 멀리하게 만든다'는 말이 있을 정도다)에 많다. 퀘르세틴은 장 속 미생물의 다양성을 높여 장 건강에 좋고, 염증을 줄이며, 알레르기 증상도 개선한다.

더 많은 종류는 10장 보충제 부분에서 다루도록 하고, 지금은 폴리페놀이 풍부한 식사를 하면 면역 유형에 상관없이 면역 체계에 가장 도움이 되는 영양소를 얻을 수 있다는 점만 알아두자. 인터넷으로 잠깐만 검색해도 폴리페놀이 많은 식품 목록이 줄줄이 나오겠지만, 우선 열 가지 종류만 추천하겠다.

- 블루베리, 딸기, 블랙베리, 라즈베리 같은 베리류
- 아티초크, 시금치, 치커리, 적양파
- 적포도와 청포도
- 올리브와 올리브 오일
- 커피, 홍차, 녹차
- 헤이즐넛, 피칸, 아몬드
- 사과, 블랙커런트, 체리

- 신선한 아마씨 가루

- 다크초콜릿(카카오 함량 75% 이상)

- 향신료(정향, 페퍼민트, 스타아니스)

이 모든 식품은 구하기 쉽고, 활성산소로 인한 손상과 염증을 낮추고 면역 체계의 균형에 좋은 항산화 물질을 가득 품고 있다. 설탕을 줄이고 폴리페놀 섭취를 늘리는 행동은 면역 균형을 맞추는 영양계획의 기본이라고 할 수 있다.

하지만 약국, 건강기능식품 판매점, 인터넷 여기저기에서 면역력의 구세주라고 광고하는 비타민C, 비타민D, 아연 같은 유명한 영양소를 언급하지 않고는 이 장을 마무리할 수 없다. 그렇다면 이 모든 찬양 광고는 전부 진실일까? 계속 읽으면서 확인해 보자.

면역 체계의 슈퍼스타, 비타민과 미네랄

일단 폴리페놀이 풍부한 밝은색 음식으로 기본기를 갖추었다면, 면역 건강에 특화된 영양소가 들어 있는 음식을 추가해서 건강을 더 챙겨 보자. 특히 급성 감염과 싸우고 있거나 병을 예방하고 싶다면 말이다. 보충제 형태로 영양소를 많이 섭취해서 면역이 확실히 좋아지는 경우도 많다. 더 자세히 들어가기 전에 우선 알아야 할 부분이 있다. 보충제를 구매할 때 광고를 많이 하거나 유행하는 종류라면 주의를 기울여야 한다. 보충제가 전혀 도움되지 않는다는 말은 아니다. 나 역시 환자들에게 항상 보충제를 권한다. 하지만 보충제가 영양가 넘치는 자연 식단을 대체할 수는 없다.

며칠간 섭취한 영양소를 기록해 보면 아연이나 비타민C 같은 필수 비타민과 미네랄을 매일 충분히 먹고 있는지 알 수 있다. 부족하다면 내가 알려주는 권장량만큼 복용하면 된다. 흔히 하듯이 '다른 사람들이 복용하는' 보충제를 구매하면 저품질의 보충제를, 잘못된 용량으로, 불필요한 영양소까지 먹게 되고, 결국 원하는 효과를 누리지 못할 수도 있다. 나는 이런 경우를 항상 보고는 한다. 그러면서 보충제의 명성은 계속 나빠지는 것이다. 그러니 인스타그램 피드에 뜨는 광고를 보고 통장을 털어서 건강기능식품을 산 후 몇 달 뒤 약장에 처박아두기 전에, 영양에 관해 공부하고 정말 그 보충제가 필요한지 결정하도록 하자. 보충제 산업은 따로 규제를 받지 않아서 제품의 질이 천차만별이다. 그리고 최상의 품질을 자랑하는 제품은 대개 비싸다. 최고의 원자재를 쓰고 외부 감독을 의뢰하며 자신들이 광고하는 그대로의 성분으로 만들기 때문이다. 여러 보충제 제품의 순도와 효능을 포털에서 검색 및 비교한 후 구매할 것을 권한다.

그럼 이제 면역 체계의 슈퍼스타들을 알아보자. 네 가지 면역 유형 모두가 식단에 최대한 많이 넣어야 하는 영양소다. 그중에서도 가장 유명한 비타민C부터 시작하자.

비타민C(아스코르브산)

비타민C가 면역 체계에 아주 중요한 역할을 한다는 사실은 대부분 알 것이다. 지칠 때, 여행 중일 때, 감기에 걸렸을 때 비타민C를 섭취하라는 말도 많이 들어봤을 것이다. 사실상 비타민C는 강력한 선천 면역과 획득 면역을 만드는 데 필수다. 호중구에 농축되어 세균이나 바이러스를 없애는 강력한 세포로 만들 뿐만 아니라, 세포가 쓰레기를 치운 후에 만성 염증이 생기지 않도록 예방한다. 또한 감염을 막는 강력한 장벽인 피부막을 강화하고, 자외선으로 발생하는 활성산소 폭격을 막으며, 상처 치유 능력을 향상시키고, 콜라겐 생성(그래서 요즘 나오는 피부 세럼에는 비타민C 성분이 많이 들어 있다)을 돕는다.

비타민C는 체내에서 생성되지 않고 흡수해도 몸에 저장되지 않아서 음식으로 꾸준히 섭취해야 한다. 과거에는 비타민C가 부족해서 나타나는 괴혈병과 같은 증상이 주변에서 눈에 쉽게 띄었지만, 현재는 거의 사라졌다. 그러나 여전히 비타민C 결핍이 있는 사람들이 있는데, 흡연가와 애주가들이 주로 그러하다. 비타민C가 부족하면 많은 문제를 초래하는데, 가령 심장병, 당뇨병, 암, 패혈증에 걸릴 위험이 더 커질 수 있다.

코로나바이러스 감염병 치료의 일환으로 비타민C를 정맥주사로 놓는 경우까지 나오기도 했는데, 아마도 증상이 더 심해지면 나타날 수 있는 사이토카인 폭풍을 완화하는 효과가 있기 때문일 것이다.[4] 사이토카인 폭풍은 빨리 치료하지 않으면 조직이 손상되거나 혈액 응고 또는 사망에까지 이를 수 있는 무서운 증상이다. 코로나 감염병에 걸린 중환자실 환자의 비타민C 메타 분석 결과, 고용량의 비타민C는 환자의 산소호흡기를 쓰는 시간과 입원해 있는 기간을 8%나 줄였다고 한다.[5] 현재도 대규모 실험이 진행 중이니 좋은 결과를 기대한다.

그 외 다양한 연구에 의하면 노인의 낮은 비타민C 수치가 감기나 독감에 걸릴 확률을 높인다고 한다. 비타민C는 감기 회복 기간을 앞당기고, 호흡기 감염에 동반되는 흉통, 오한, 열 증상을 완화하기도 한다. 가격이 저렴하고 부작용도 거의 없으며, 적정 용량을 초과해서 먹더라도 약간의 설사 증세만 있을 뿐이니 이렇게 좋은 비타민이 또 있을까?

지금 바로 보충제를 사러 가기 전에, 몸속에 기본 영양소를 채우는 가장 최고의 방법이 음식으로 섭취하는 것임을 알아두자. 식단에 추가할 수 있는 비타민C가 풍부한 식품을 소개한다.

- 홍고추, 풋고추
- 아세로라 체리
- 오렌지
- 레몬
- 구아바
- 블랙커런트
- 자몽
- 키위

- 딸기
- 브로콜리
- 케일
- 방울양배추

비타민C가 면역 건강에 좋다는 사실은 유명하다. 감염 기간을 줄이고 면역 반응으로 생긴 염증에서 몸을 회복하는 데 매우 도움이 되는 성분이다. 이런 이유로 나는 특히 약한 면역 유형이거나 다발성 면역 유형인 사람에게 비타민C 보충제를 자주 추천한다. 처음 먹는다면 흡수율을 높이기 위해 하루에 500mg씩 2번 먹어 보자.

비타민E

비타민E는 네 종류의 토코페롤과 네 종류의 토코트리에놀이 들어 있는 지용성 비타민이다. 견과와 씨앗, 그리고 여기서 짠 기름에 들어 있다. 일단 섭취하면 지방과 세포막에 저장해 두기 때문에 비타민C처럼 매일 먹을 필요가 없다. 하지만 세포가 활성산소로 손상되지 않도록 보호하는 아주 중요한 역할을 해서 규칙적으로 한 번씩 섭취해야 한다.

심장병의 가장 큰 원인 중 하나는 '산화된 LDL'이라고도 불리는 활성산소로 손상된 콜레스테롤인데, 비타민E가 LDL이 산화되는 것을 어느 정도 막아 준다. 비타민E는 항암 효과와 백내장 및 알츠하이머병 예방 효과가 있다. 비타민E가 결핍된 산모가 낳은 아이는 천식에 걸릴 위험이 더 컸고, 천식이 있는 아이들을 검사했을 때 그렇지 않은 아이보다 체내에 비타민E가 부족했다.[6] 비타민E는 급성 상기도 감염에도 좋아서, 양로원에 거주하는 사람들에게 1년간 매일 비타민E를 200mg씩 섭취하도록 했더니 감기에 걸리는 빈도가 줄었다고 한다. 아마도 비타민E가 감염과 싸우는 인터페론-감마IFN-γ 같은 Th1 사이토카인의 수를 더 늘렸기 때문일 것이다. 보통 이 사이토카인은 나이가 들면서 수가 감소한다.

다음은 비타민E가 풍부한 식품이다.

- 해바라기씨
- 위트점오일(통밀 배아유)
- 아몬드
- 헤이즐넛
- 땅콩
- 아보카도
- 송어
- 연어
- 시금치
- 근대

확실히 비타민E는 장점이 많다. 그래서 특히 심혈관 관련 만성 질환이 있거나, 50대 이상이거나, 약한 면역 유형인 사람에게 자주 권한다. 보충제의 경우 토코페롤이 섞인 제품으로 골라서 지방이 포함된 식사와 함께 먹으면 흡수가 더 잘된다. 하루에 200~400IU를 권장한다.

카로티노이드와 비타민A

카로티노이드는 식물에 들어 있는 물질로, 강력한 항염제이자 항산화제다. 밝은 색상의 채소와 과일에 많이 들어 있는데, 예를 들면 토마토에 들어 있는 리코펜, 짙은 녹색 채소에 있는 루테인과 제아잔틴 등이 여기에 속한다. 그중에서 베타카로틴은 비타민A(레티놀 또는 레티노산이라고 알려진다)가 되는 전구물질이면서, 당근의 주황색과 호박의 노란색을 띠게 하는 물질이기도 하다. 베타카로틴이 위장관으로 들어가 비타민A로 전환되면 면역 체계의 실세가 된다. 생화학자 브루스 에임스Bruce Ames 박사는 카로티노이드가 건강을 최적화하는 능력을 지녔다는 것을 높이 사 자신이 만든 장수 비타민 목록에 올리기도 했다. 연구에 따르면, 카로티노이드가 적은 식단은 여러 종류의 암, 황반변성, 대사질환, 심혈관질환뿐만 아니라 염증과 면역 기능에 문제를 일으키는 등 수많은 질환과 관련 있다고 한다.

비타민A는 눈 건강을 유지하고 피부장벽을 지키는 데 필수적이다. 이 물질은 피부장벽, 위장관, 부비강, 폐를 유지하는 강력한 능력으로 면역의 최전방을 지키는 면역 체계에 도움이 된다.

비타민A는 B세포의 항체 생성을 촉진하고 천식이 있는 폐의 염증을 줄인다. 그리고 자가면역질환의 원인이 되는 염증성 Th17세포를 안정시키는 조절T세포의 수를 증가시키기 때문에, 자가면역을 개선하는 핵심 인자로 꼽히기도 한다. 장에서는 음식 내성을 독려해 음식 알레르기를 감소시킨다. 정말 뭐든 잘하는 팔방미인 영양소라고 할 수 있다.

비타민A와 카로티노이드가 들어 있는 식품은 다음과 같다.

- 당근
- 호박
- 토마토
- 아스파라거스
- 소고기 간
- 비트
- 겨자잎과 케일
- 자몽
- 망고
- 수박
- 달걀노른자
- 칠면조 고기

비타민A는 네 가지 면역 유형 모두에 중요한 영양소다. 감염을 막고, 만성 질환을 예방하며, 만성 염증을 줄이고, 심지어는 활동 과잉이나 무질서한 면역 체계를 해결하는 데 도움을 주기도 한다. 내가 나열한 종류는 몇 가지 안 되지만, 사실 카로티노이드는 식물성 식품에는 거의 다 들어 있는 성분이다. 그러니 접시에 다채로운 색의 과일과 채소를 가득 담아 먹도록 하자.

단, 유전적으로 베타카로틴을 체내에서 곧장 비타민A로 변환하지 못하는 사람이 45% 정도 된다.[7] 나도 여기에 속한다. 유전자 검사를 해 보면 정확히 알 수 있으며, 비타민A 수치를 검사해 봐도 된다. 활성화된 형태의 비타민A는 간, 달걀, 닭고기, 소고기 같은 동물성 식품에서만 얻을 수 있고, 대구간유(코드리버오일) 보충제를 복용해도 된다. 하지만 당신이 비건이라면 합성비타민A가 함유된 보충제가 가장 무난한 차선책일 것이다. 보충제를 먹는다면 하루에 10,000IU 미만으로 제한하고 음식과 함께 먹어야 한다. 왜 이 비타민이 특히 필요한지는 10장에서 더 자세히 설명하겠다.

비타민D

비타민D는 엄밀히 말해 항산화 물질이 아니지만, 분명 현존하는 면역 조절 영양소 중 가장 중요한 비타민이라고 할 수 있다. 비타민이라고 부르지만, 구조가 콜레스테롤이나 성호르몬과 매우 흡사해 사실상 호르몬으로 보는 것이 정확하다. 비타민D는 햇볕을 쬐면 체내에서 합성할 수 있다. 하지만 2020년 데이터에 따르면, 미국 젊은 성인 35%와 노인 60%가 비타민D 결핍 상태라고 한다.[8] 이런 현상은 비만이거나 흡연하거나 양로원에서 지낼 경우 더 심각해진다.

비타민D가 면역 체계에 가져다 주는 이점은 매우 광범위하다. 그러나 놀랍게도 대부분의 1차 병원에서는 비타민D 수치를 전혀 고려하지 않는다. 이미 대규모 연구에서 적절한 비타민D 수치가 여러 질환으로 인한 사망률을 낮춘다는 사실이 입증되었지만, 기본 검사에서 빠져 있는 실정이다.[9] 또한 일반 검사에서는 정상 범위가 너무 넓어서 검사를 하더라도 수치가 '적당'하다는 결과를 들을 가능성이 크다. 사실은 전혀 그렇지 않은데도 말이다. 나는 개인적으로 50~80ng/mL 정도가 '최적의' 비타민D 수치라고 생각하지만, 일반 병원에서는 보통 30ng/mL도 '적당'하다고 여긴다. 하지만 적어도 의학계에서 비타민D의 중요성을 깨닫기 시작한 것 같아 다행이라고 생각한다.

이 비타민은 진정한 면역 조절자다. 사실 모든 면역 세포가 비타민D 수용체를 가지고 있어서 어느 면역 유형이든 상관없이 면역 체계를 강화하고 때로는 진정하며 균형을 맞춘다. 다음은 이 놀라운 호르몬이 가진 몇 가지 주요 기능을 나열한 것이다.

- 비타민D는 Th1과 Th2세포의 균형을 맞춘다. 비타민A처럼 조절 T세포 생성을 유도하고 Th17세포 수를 줄여서 자가면역에 직접적인 영향을 주기도 한다. 비타민D 수치가 낮으면 다발성경화증 같은 자가면역질환의 발병률을 높일 수 있다고 오랫동안 지적되어 왔다. 그래서 보통 일조량이 적은 고위도지방에서 자가면역질환의 유병률이 더 높다.[10]
- 비타민D는 선천 면역 체계가 박테리아와 바이러스를 없앨 때 더

활발하고 효율적으로 활동하도록 돕는다. 이 비타민이 상기도 감염의 빈도와 병증의 강도를 낮춘다는 연구 결과도 있다.[11] 과거 결핵 치료 약이 없던 시절에는 환자들을 요양원으로 보내서 햇볕 아래에 앉아 있도록 했다. 이런 행동은 비타민D 수치를 올려서 병의 차도에 영향을 주었을 것이다.

- 최근 연구에 따르면 비타민D가 부족한 코로나바이러스 감염병 환자들이 사이토카인 폭풍을 포함한 더 심각한 상태에 빠질 수 있다고 한다. 그래서 중증이 되지 않도록 병을 예방하고 치료하는 하나의 요법에 비타민D를 포함하자는 의견이 다수 연구원들의 지지를 받고 있다.

확실히 비타민D는 이 모든 관심을 받을 자격이 충분하며, 당연히 그래야 한다! 그러나 비타민D를 충분히 얻을 수 있는 방식이 채소나 과일을 먹는 것처럼 쉽지 않다. 여러 음식에 흔하게 들어 있지 않고 참치, 고등어, 연어 같은 기름진 생선에 들어 있거나 비타민D를 강화한 일부 유제품과 두유 정도에만 있다. 비타민D를 얻을 최고의 방법은 매일 최소 20분간 맨살로 햇볕을 쬐는 것이다. 안타깝게도 나처럼 추위를 싫어하고, 일조량이 적은 지역의 주민이라면, 겨울에는 특히 햇볕만으로 비타민D를 충분하게 얻을 수 없을 것이다.

그래서 햇볕을 쬐기 어려운 겨울 동안 비타민D 보충제를 복용하길 추천한다. 그리고 매년 비타민D 수치를 확인하여 수치가 떨어지지 않았는지 확인해 보라. 보충제 권장량은 현재 수치에 따라 다르긴 하지만, 우선 2,000IU로 시작해 보는 것이 안전하며 음식과 함께 섭취한다. 그 후에 필요하다면 양을 더 늘려도 된다.

셀레늄

셀레늄은 앞에서 소개한 비타민보다는 상대적으로 덜 알려진 미네랄이지만, 최강 실세인 항산화제라고 할 수 있다. 활성산소 청소부 역할을 해서 염증을 멈추고, 바이러스와 종양을 막는 항체 면역과 면역 반응을 강화한다. 셀레늄이 체내에 충분히 있으면 전립선암과 결장암 같은 종류의 암 발병 위험도도 낮아진다. 또한 자가면역질환을 개선하고, 하시모토병을 앓는 경우 항갑상선 항체를 낮추는 데도 도움을 준다. 셀레늄은 항노화 미네랄이라 노화로 인한 면역 저하의 속도를 늦추는 데도 좋다.

우리는 어디에서 이 멋진 항산화 물질을 얻을 수 있을까? 셀레늄이 가장 많이 함유된 식품은 브라질너트다. 놀랍게도 하루에 브라질너트 2개만 먹어도 필요한 셀레늄을 다 채운 셈이다! 다른 식품으로는 해산물, 내장육, 일부 곡류가 있다. 음식 속 셀레늄 함량은 해당 식품이 재배된 토양의 셀레늄 농도에 영향을 받기 때문에 매우 상이하다. 그래서 때로는 보충제를 먹어야 할 수도 있다. 당신이 비건 식단을 철저하게 따르고 브라질너트를 좋아하지 않는다면, 보충제를 약 200mcg 정도 매일 복용하기를 추천한다. 사실 이 비타민은 비타민D나 C처럼 많은 주목을 받지 못하지만, 그럼에도 건강한 면역 체계의 퍼즐에 들어가는 아주 중요한 조각임은 분명하다.

아연

당신이 건강기능식품 코너에서 감기나 독감에 도움이 될 만한 제품을 자세히 들여다본다면, 대부분 아연이 들어 있다는 사실을 알게 될 것이다. 왜일까? 아연은 면역 체계에 아주 광범위하면서 좋은 영향을 주기 때문이다. 이 미네랄은 철분 다음으로 몸속에 가장 많은 미량 원소다. 그러나 세계보건기구에 따르면, 세계 인구의 최소 3분의 1이 아연 결핍이라고 한다.

아연은 선천 면역 체계와 획득 면역 체계의 성장을 조절하기 때문에 아주 중요하다. 예를 들어 체내에 충분한 아연이 없으면 T세포와 B세포는 잘 자라지 않고, NK세포와 대식세포는 효과적으로 적을 없애지 못하며, 사이토카인 생성도 위축된다. 아연은 활성산소의 공격에서 세포막을 보호해서 염증이 생기지 않게 하며, 병원체 공격 후에 진행되는 청소도 돕는다.

13개의 연구 결과를 종합한 데이터에는 감기 초기에 회복 속도를 늘리기 위해 아연을 보충하라는 내용이 나온다.[12] 아연은 감기를 예방할 뿐만 아니라 HIV에도 도움이 된다고 한다. 한 실험에서 18개월간 아연 보충제를 복용한 결과, HIV로 인한 면역 실패율이 4배 감소했다는 결과가 나왔다. 또한 많은 의학 전문가가 코로나바이러스 예방을 위해 아연을 보충하라고 권장하기도 했다. 아연은 특히 비만, 신장질환, 고혈압 같은 위험 요소를 지닌 사람들이나 면역 체계가 약해진 노인들에게 바이러스를 막아 주는 아주 중요한 미네랄이다.

아연 섭취를 늘리는 방법에는 무엇이 있을까? 아연 함량이 가장 높은 음식은 내가 정말 좋아하는 굴이다! 굴에는 다른 식품보다 아연 함량이 10배 이상으로 높다고 한다. 하지만 굴의 미끈미끈한 식감을 좋아하지 않는다면 소고기, 게, 랍스타를 먹어도 되고 호박씨나 병아리콩, 캐슈 같은 식품을 선택할 수 있다. 비건이나 베지테리언의 경우 식단에 따로 아연이 풍부한 음식을 의식적으로 추가하지 않는다면 아연 섭취량이 매우 낮아질 수 있음을 알아두자. 그래서 당신이 면역 기능에 문제가 있거나, 기저질환이 있거나, 노인이거나, 100% 채식 기반 식단을 유지하고 있다면 보충제로 매일 15~30mg 정도 섭취하기를 권한다. 나는 항바이러스와 면역 강화 효과를 위해 가을과 겨울 동안 보충제를 복용한다. 아연 보충제는 입에서 철 맛이 나거나 메스꺼움 등의 부작용이 잠깐 있을 수도 있지만, 모든 면역 유형에 안전하고 유익하다.

면역 체계 강화에 특별한 효능을 가진 슈퍼푸드

온라인 기사나 글을 보면 몇 주에 한 번씩은 새로운 면역 증강 슈퍼푸드가 탄생하는 듯하다. 하지만 나는 비타민과 미네랄이 집약된 것이라면 모두 면역을 증강하는 슈퍼푸드라고 생각한다. 그렇긴 하지만 특별한 효능으로 다른 식품보다 조금 더 눈에 띄는 것도 있다. 그러니 여기에서 한번 다루어 보겠다.

버섯

　버섯은 수천 년간 중국에서 약재로 사용되었다. 그 효능에는 면역 균형 능력도 있다. 과학기술의 발전으로 이제는 버섯의 놀라운 역할을 설명할 수 있게 되었는데, 버섯의 종류에 따라 면역 활동을 강화하기도 하고, 재설정하거나 조절하는 능력을 발휘하기도 한다. 특히 일부 버섯은 면역 체계 건강에 아주 큰 도움을 준다.

　우선 내가 가장 좋아하는 버섯 먼저 소개한다. 바로 잎새버섯이다. 내가 이 버섯을 좋아하는 이유는 타코의 풍미를 한층 높일 뿐 아니라 베타글루칸이 풍부하게 들어 있기 때문이다. 이 성분은 호중구 같은 식세포의 활동을 높이고, NK세포를 자극해 암세포 탐식 능력을 향상시킨다. 그리고 Th1 사이토카인 분비를 증가시켜서 좀 더 면역을 자극하는 면이 있다. 그래서 박테리아나 바이러스 감염과 싸우고 있거나 약한 면역 유형이라면 아주 좋은 선택이 된다.

　표고버섯도 내가 좋아하는 버섯이다. 아시아 요리에 흔히 들어가고 면역을 자극하는 능력이 있다고 한다. 연구 결과, NK세포와 살해T세포 활동을 증가하는 등 면역을 강화하는 모습을 확인했다고 한다. 그러면 바이러스와 암세포를 정복하는 데 유리한 고지를 선점할 수 있다. 또 다른 연구에서는 표고버섯 추출물이 통제 불능의 사이토카인 폭풍에서 폐 세포를 보호한다는 사실도 밝혀졌다.[13]

　하지만 모든 버섯이 타코에 넣어 먹을 만큼 맛있지는 않아서 보통 보충제 형태로 더 많이 이용된다. 그중 하나가 등산할 때 자주 보는 운지버섯이다. 이 버섯을 팅크제나 말린 형태로 섭취하면 버섯 속

활성 성분이 NK세포와 세포독성T세포의 활동을 늘리며, 특히 암세포에 대응하는 활동량이 증가한다고 알려진다. 운지버섯은 감염이 일어났을 때 염증 유발 사이토카인을 증가시키고 lgG 항체 생성을 촉진한다.

마지막으로 영지버섯이 있다. 쥐와 사람을 대상으로 한 암 실험에서, 영지버섯이 Th1세포의 사이토카인 반응을 촉진해 치료 약물의 효과를 높이는 데 도움이 된다는 사실이 밝혀졌다.[14] 게다가 영지버섯 추출물은 특정 헤르페스바이러스에 대한 면역 반응을 높인다는 결과도 있다.[15]

버섯은 면역 건강에 아주 탁월한 능력이 있지만, 특히 약한 면역 유형에 속한다면 훨씬 도움이 될 것이다. 품질이 좋은 제품은 비싸서 부담이 된다면, 다음에 소개하는 비교적 저렴하면서 면역 균형도 맞춰 주는 권장 식품에 집중하기 바란다.

강황

면역 체계를 강화하기 위해 자연에서 나는 음식 재료를 하나만 고르라고 한다면 나는 당연히 강황 뿌리를 선택할 것이다. 밝은 노란색과 오렌지색이 섞인 이 뿌리는 인도 요리의 주재료이면서 커큐민이라는 마법 같은 성분을 담고 있다. 커큐민이 면역 체계에 미치는 장점은 너무 많아서 전부 말하기도 어려울 정도다. 일부만 소개하자면 다음과 같다.

- 핵인자-카파B(NF-kB)와 염증성 사이토카인인 종양괴사인자-알파TNF-α를 차단하는 강력한 항산화제이며 항염증 작용을 한다.
- 장 건강을 향상시키고, 동물실험에서 크론병과 궤양성대장염 같은 염증성장질환에서 효능이 있다고 입증되었다.[16)]
- 높은 코르티솔 수치를 낮춘다.
- 장에서 비피더스균과 락토바실러스 같은 유익한 균 성장을 돕고, 질병을 유발하는 병원성 박테리아의 수를 줄인다.
- 자가면역질환이 일으키는 면역 변화를 억누르며, 보통 몸 전체의 만성 염증을 줄이는 데 도움을 준다.
- 비스테로이드성 소염진통제NSAID만큼 강력한 진통 효과가 있지만, 위에 부작용은 없다.
- 류머티즘성 관절염으로 인한 관절 부종을 최소화하는 데 효과적이다.

  강황은 요리의 맛을 한층 돋우는 맛있는 향신료다. 비록 피부, 혀, 이가 밝은 노란색으로 착색될 수도 있지만 말이다. 강황은 위장관에서 흡수가 잘되지 않아 면역 조절 효과를 느끼려면 아주 많은 양을 먹어야 한다. 그래서 유익한 성분을 얻기에는 커큐민 보충제가 더 나은 방법이라 할 수 있다. 면역 유형과 상관없이 커큐민 섭취로 건강상 이점을 취할 수 있다. 필요에 따라 복용량은 다양하지만, 일반적으로 하루에 1,000mg 정도를 추천하며, 음식과 함께 여러 번 나눠서 복용하라.

생강

알싸한 맛과 향이 강한 생강을 소개하겠다. 강황(생강과에 속한다)처럼 생강도 강력한 항염증과 항산화 특성이 있다. 생강에는 진저롤이라는 성분이 있는데, 혈관 속 산화스트레스와 염증을 경감하여 심혈관질환을 예방하는 데 효능이 있다. 동물실험 결과, 강력한 항산화효능 덕분에 생강 추출물이 술로 인한 간 질환을 예방하고, 화학치료로 인한 신장 손상을 막는 데 도움을 준다고 한다.[17] 게다가 뛰어난 항박테리아 능력이 있고, 약 저항성을 가진 여러 가지 박테리아와 특정 곰팡이의 감염을 해결하는 데도 좋다고 한다.[18] 나는 마이크로바이옴 불균형으로 인한 메스꺼움, 복부팽만, 다른 위장관의 통증을 겪는 환자들에게 항상 생강을 권한다.

신선한 생강을 스무디에 넣어 갈아 마시거나, 여러 요리에 넣어 먹을 수 있다. 생강차로 마셔도 된다. 생과일주스 가게나 카페에서 파는 생강 음료를 구매해서 그대로 마시거나 물에 희석해서 마셔도 된다.

브로콜리 새싹

브로콜리가 몸에 좋다는 것을 모르는 사람이 있을까? 하지만 최근에는 브로콜리 새싹이 엄청난 관심을 받고 있다. 면역에 도움이 되는 생화학물질인 설포라판SFN을 다량 함유한 강력한 원료로서 말이다. 설포라판은 NRF-2라는 단백질을 활성화해 일부 항산화 성분의 힘을 더 높인다고 한다. 때로는 항산화제의 '마스터 조절자'라고 불리기도 한다. 다른 항산화 물질의 생성이 증가하도록 돕는다는 의미다. 참고로 NRF-2는 암, 만성폐쇄성폐질환COPD, 간 질환 같은 많은 질환에서 발생하는 염증을 완화한다고 알려진다.

브로콜리와 콜리플라워 같은 십자화과 식물 대부분에는 글루코라파닌이라는 전구체가 다량 함유되어 있는데, 이 물질은 소화되는 과정에서 설포라판으로 전환된다. 그러나 브로콜리 새싹에는 다 자란 브로콜리보다 10~100배 많은 설포라판이 함유되어 있다고 한다. 즉, 브로콜리 새싹 약 28g을 먹으면 다 자란 브로콜리보다 10~100배 많은 설포라판을 섭취할 수 있다는 말이다! 40명의 비만인 성인을 대상으로 실험한 바에 따르면, 10주간 이들에게 브로콜리 새싹을 매일 먹게 했더니 만성 질환의 표지자인 염증성 사이토카인과 C-반응성단백 수치가 엄청나게 감소했다.[19]

설포라판은 열에 쉽게 파괴되는 성질이 있어서 브로콜리 새싹을 먹는 가장 좋은 형태는 샐러드 형식으로 익히지 않고 섭취하는 것이다. 일주일에 브로콜리 새싹 약 56g을 목표로 먹어 보자. 씨앗과 입구가 넓은 유리병, 물만 있으면 단 며칠 만에 집에서 새싹을 키워 볼 수도 있다. 브로콜리 새싹을 구하기 어렵다면 보충제로 섭취해도 된다. 하루에 50~100mg 정도로 시작해 보길 추천한다.

마늘

마늘은 어느 음식에 넣어도 맛을 한층 업그레이드시킨다. 혀를 자극하는 매운 마늘에는 면역 체계를 조절하는 다양한 혼합물이 들어 있다. 연구에 따르면, 마늘이 면역 체계를 자극해 대식세포, NK세포, 림프구의 활동을 높인다고 한다. 동시에 항염증 작용을 하고, 콜레스테롤과 혈압을 낮춰서 심장을 튼튼하게 한다. 장 미생물을 강화하는 탁월한 효능도 있다. 예를 들어 락토바실러스 같은 유익한 박테리아 수를 늘리고, 장 속에서 항균, 항바이러스, 항진균 역할을 하고, 염증을 유발할 수 있는 장내 세균 불균형을 해결하기도 한다. 식사 때마다 다양한 요리에 마늘을 첨가하여 가능하면 자주 먹도록 하자. 만일 마늘을 좋아하지 않는다면 보충제로 섭취해도 된다.

음식으로 면역 챙기는 영양 도구상자

당신이 다른 건강 서적을 읽어 본 적 있다면 이번 장에서 내가 택한 방향에 놀랄지도 모르겠다. 왜 다른 책처럼 특정 식단을 추천하거나, 무엇을 먹을지 어떤 것을 피할지를 정확하게 딱 꼬집어서 말해주지 않는 것일까? 우선 내 대답은 이렇다. '예외는 있겠지만 한 가지 식단이 모두에게 완벽할 수는 없다.' 나는 모두에게 '나쁜' 음식이 있다는 말도 믿지 않는다. 누군가 당신에게 '완벽한 식단'을 알고 있다고 말한다면 그 사람은 거짓말을 하는 것이다. 우리는 모두 다르다. 유전자와 면역 유형에 따라 필요한 것도 다르다. '당신만의' 건강한 식단을 찾는 일에는 시간이 걸리고 그 과정에서 시행착오도 있을 것이며 인내도 필요하다. 물론 일부 음식이 특정인에게 해롭다는 전반적인 데이터는 존재한다. 그렇다고 당신도 거기에 속하는지는 알 수 없다. 그러니 현재 유행하는 식이요법을 모두 따라 하느라 힘겨워하지 말자. 자신의 면역 균형을 맞추는 데 집중하고 싶다면 다음의 권장 사항 정도만 따르면 된다.

1. 설탕 줄이기

앞에서 다루었던 공식을 떠올려보자. 설탕=혈당 문제, 혈당 문제=염증, 염증=면역 불균형. 결국 건강 문제의 분명한 원인인 설탕을 줄이라는 것이 당신에게 줄 수 있는 최고의 조언이다. 방법은 이번 장에서 다룬 '혈당 건강을 지키는 미니 도구상자'를 참조하자.

2. 녹색 채소 섭취 늘리기

녹색 잎채소는 자연이 선사하는 멀티비타민이다. 아래에 추천하는 채소를 포함해 다양한 녹색 채소에는 엄청난 양의 유익한 비타민과 미네랄이 들어 있으며, 이는 모두 면역 체계에 아주 중요한 역할을 한다. 매일 적어도 두 끼는 잎채소를 식탁에 올려 영양가 넘치는 식단을 만들어 가자. 내가 가장 좋아하는 채소는 다음과 같다.

- 시금치
- 루콜라
- 케일과 어린 케일
- 근대

- 청경채
- 물냉이

3. 영양소 결핍 해결하기

영양소가 부족하면 면역 체계는 제대로 기능하지 않는다. 지금 내 몸에 영양소가 부족한지 느끼지 못할 수도 있지만, 자주 기력이 떨어지거나 아픈 증상이 있다면 일단 의심해 봐야 한다. 균형 있는 면역 체계를 가지려면 비타민이나 미네랄 결핍을 해결하는 것이 중요하다.

가능하다면 상담 영양사나 건강 관리 전문가에게 찾아가 영양소 검사를 받아보는 것이 좋지만, 현실적으로 힘들다면 핸드폰이나 컴퓨터에 식단 일기를 일주일간 기록해 보자. 먹은 음식의 미량 영양소 함량을 계산해 주는 애플리케이션도 있어서, 그 결과를 보고 어떤 영양소가 빠졌는지 알고 보충할 수 있을 것이다. 예를 들어 평소 식단에 아연이나 셀레늄이 부족하다면 관련 보충제를 먹거나 브라질너트를 먹을 수 있다.

식단 기록에 특별한 사항이 발견되지 않거나 결핍이 전혀 없다면 고품질의 멀티비타민을 선택해 기본 영양소를 보충하는 것도 좋은 방법이다. 멀티비타민은 내용물의 배합이 매우 적절해서 면역 강화를 위한 훌륭한 재료를 얻을 수 있다. 게다가 장기간의 결핍을 바로잡으려고 특정 영양소만 집중해서 넣지 않기 때문에 전반적인 건강을 유지하는 데 도움이 된다.

4. 술 멀리하기

술은 혈당 조절을 방해하고 몸의 여러 부분을 망치는 아주 교활한 물질이다. 술에는 대부분 탄수화물 형태로 엄청난 양의 설탕이 들어 있어 일단 몸에 들어가면 간접적으로 혈당을 올린다. 그중에서도 가장 큰 문제는 섞어 마시는 술이다. 맥주에 사과주스를 넣어 마시는 식이다. 반면 단맛이 없는 포도주는 설탕이 적게 함유되어 있고 독한 술의 경우에는 아예 들어 있지 않지만, 술 자체가 연료가 되는 것도 문제다. 그렇다. 술의 주성분인 에탄올은 몸에서 연료로 태울 수 있다. 에탄올에 들어 있는 열량은 1g당 7칼로리라서 단백질이나 탄수화물의 1g당 칼로리보다 더 높다! 게다가 술은 지방, 탄수화물, 단백질보다 먼저 에너지로 쓰이기 때문에 식사 때 술을 곁들인다면 에탄올이 먼저 연소되고 남은 칼로리는 지방으로 저장된다. 그래서 술은 체중 증가, 혈당 불균형, 당뇨의 원인이 되고 점차 면역 체계를 방해하게 된다.

술을 멀리해야 하는 또 다른 이유는 술이 장 미생물에 독소로 작용하고, 장 벽의 기능을 방해하여 장누수증후군을 유발할 수 있기 때문이다. 또한 선천 면역과 획득 면역에도 영향을 주어 방어막이 약해진다. 그러면 감염과 만성 염증의 위험 역시 올라간다. 에탄올이 분해될 때 아세트알데하이드라는 유독한 대사산물이 생기는데, 이 물질은 모든 세포에 해롭고 체내의 산화스트레스를 증가시킨다. 그러면 신체는 평화를 위해 더 많은 항산화 물질을 요구하게 된다. 또한 폐에 있는 대식세포와 호중구를 손상시켜 폐렴에 걸릴 위험을 높인다. 여러 연구에 따르면, 계절성 알레르기에도 영향을 주고 재채기, 가려움, 두통, 기침 같은 천식과 알레르기 비염의 공통적인 증상을 더 악화시킨다고 한다. 술 섭취를 줄이는 방법은 아주 많은데, 그중에서 내가 추천하는 방법은 다음과 같다.

- 맥주, 포도주, 칵테일을 신선한 음료로 대체한다. 가령 신선한 과일, 라임즙, 차가운 강황이나 생강차 등에 탄산수를 넣어 마신다. 정 어렵다면 시중에 판매하는 다양하고 맛있는 무알코올 맥주로 대체해 본다.
- 술이 중심이 되지 않는 계획을 세운다. 술을 줄일 때 가장 힘든 부분이 인간관계와 연결될 때일 것이다. 될 수 있다면 등산이나 산책, 각종 클래스, 공원에서의 건강한 피크닉으로 모임 장소를 대체해 보자.

5. 면역 강화 슈퍼푸드 꾸준히 먹기

식단에 버섯, 강황, 생강, 마늘, 브로콜리 새싹을 추가하면 '슈퍼 면역강화 영양소'를 꾸준하게 섭취할 수 있다. 방법은 정말 많다. 수프나 차, 카레에 넣거나 주스로 갈아 마시거나 스무디에 넣어 먹는다. 물이나 스무디에 섞어서 간편하게 먹는 분말 형태의 제품도 있으니 이용해 보자.

이번 장을 읽으면서 살짝 부담이 생긴다면 이런 말을 해주고 싶다.

면역 체계를 위해 최적의 식단을 짜는 일은 보기보다 그렇게 복잡하지 않다. 굳이 매일 폴리페놀이나 비타민, 미네랄 섭취를 일일이 추적해서 모두 충분히 먹고 있는지 확인하거나, 생강이나 강황, 버섯을 찾아 먹을 필요도 없다. 왜냐고? 다양한 색상의 과일과 채소만 먹어도 그 안에서 폴리페놀, 항산화 물질, 면역을 증강하는 비타민과 미네랄을 충분히 얻을 수 있기 때문이다. 건강한 면역 체계를 위한 기본 영양소를 챙기는 일은 이처럼 간단하다! 모두 당신의 면역 문제를 해결하고 균형을 맞추는 데 도움이 되는 방법들이다. 다음 장에서는 식사로 영양소가 충분하지 않다고 생각하는 이들을 위해 면역 유형별 맞춤 보충제를 더 자세히 알아보고 조언하고자 한다.

이제 당신은 수면, 스트레스, 장 건강, 환경, 영양소가 어떤 식으로 면역 체계에 영향을 주는지 잘 알게 되었다. 앞에서 내가 면역 유형에 따른 조언 등을 몇 가지 언급하긴 했지만, 이 다섯 가지 요소만 최적화해도 네 가지 면역 유형 모두에게서 효과를 볼 수 있다. 나는 당신이 각 장의 마지막에 소개한 도구상자에서 한두 가지 조언 정도는 이미 받아들였기를 바란다. 하지만 그렇지 않더라도 괜찮다. 다음 장에서 당신의 면역 유형에 딱 맞는 조언을 해줄 테니 말이다. 당신은 그저 다섯 가지 영역에 있던 조언을 계획에 추가하고 자신의 유형에 맞는 권장 사항을 따르면 된다. 그러면 면역 유형뿐만 아니라 선호하는 방식, 예산, 필요성에 맞는 요건까지 모두 부합한 계획서를 짤 수 있을 것이다.

이제 준비되었는가? 한번 시작해 보자.

10장

틀어진 면역 균형을
다시 맞추는 방법

이제 당신은 면역 체계가 어떻게 작동하는지, 면역 기능을 강화하거나 약화하는 생활 방식에 대해 잘 알게 되었을 것이다. 알아야 할 정보가 많기는 하지만, 생각보다 자신의 건강을 관리할 수 있는 부분이 정말 많다는 사실을 꼭 알려주고 싶었다. 환경과 음식에서 나오는 독소부터 높은 스트레스, 지칠 때까지 일하게 하는 문화에 이르기까지, 우리가 매일 마주하는 도전은 면역 체계의 큰 걸림돌이다. 그러나 올바른 지식과 안내만 있다면 충분히 정복할 수 있는 문제이기도 하다.

5~9장에서는 면역 체계에 영향을 주는 가장 큰 생활 방식을 살펴보았고 수면, 스트레스, 장 건강, 독소, 영양소가 네 가지 면역 유형에 모두 영향을 준다는 사실을 알게 되었다. 내 진료실을 방문하는

환자들은 주로 이 다섯 가지 영역과 관련된 조언을 받는다. 그래서 각 장에 있는 도구상자 역시 면역 유형보다는 일정, 우선순위, 예산, 선호도와 관련된 조언이 대부분을 차지한다. 모두 건강한 면역 체계를 만드는 단단한 기초가 되어 줄 것이다.

이제 면역 유형별로 하나씩 알아볼 시간이다. 이 장에서는 면역 유형의 균형을 세포 수준에서 재설정하여 신체가 건강을 되찾는 데 당신이 해야 할 일을 자세히 살펴볼 것이다.

자신의 면역 유형을 알았다면, 이제 무엇을 해야 할까?

4장에서 테스트를 했다면 자신의 면역 유형이 무엇인지 알고 있을 것이다. 특별한 식재료, 건강보조식품, 약초나 허브, 생활 방식을 어떤 식으로 활용하면 틀어진 균형을 다시 맞출 수 있을까?

이후부터 소개하는 면역 유형별 조언을 통해 자신의 유형에서는 어떤 식으로 접근해서 치료할지에 대한 전반적인 그림을 그려 볼 수 있을 것이다. 그다음으로 당신에게 맞는 생활 방식과 보충제에 대한 조언으로 넘어갈 예정이다. 우선 추천하는 제품 중 하나만 선택해 적어도 일주일 동안 먹어 보고, 특별한 이상이 없다면 하나씩 더 추가해 간다. 선진 사회에서는 일반적으로 보충제를 과하게 먹는 문제가 있다. 다시 말해 처음 복용을 시작할 때 한꺼번에, 그것도 많이 먹는 통에 어떤 종류가 자신에게 효과가 있는지 없는지도 모르게 되는 것이다! 그래서 나는 항상 맞춤형 접근 방식으로 보충제를 먹도록 권한다. 좋다고 하는 것을 한 번에 다 털어 넣고 효과가 있기를 바라는 대신에 이 방법을 따르면 더 자세한 결과를 알 수 있다.

부작용이 없다면 면역 회복 계획을 진행하는 동안 세 가지 정도를 더 추가해 볼 수 있다. 첫 30일간 이 세 가지를 꾸준히 먹고 적어도 60일 후에 보충제가 도움이 되는지 판단하자. 왜냐고? 보충제의 효과를 느끼려면 적어도 60일 정도가 걸리기 때문이다. 상황에 따라 길게는 6개월간 상태를 지켜봐야 할 수도 있다. 문제는 많은 사람이 효과를 느끼기도 전에 보충제를 끊는 데 있다.

보충제는 의약품이 아님을 기억하자. 20분 내로, 아니면 2주 내로 효과가 빠르게 나타나도록 고안된 제품이 아니라는 말이다. 게다가 이미 복용 중인 약이 있다면 건강 관리 전문가와 의논하여 보충제와 약초 제품을 복용해도 되는지 확인해야 한다. 보충제는 약이 아니지만, 약과 반응할 수 있어서 수술을 앞두고 있거나 다른 의료 시술 전에는 먹지 않는 것이 좋다.

'약한 면역'이라면 면역 강화하기

4장에서 만난 빌의 사례를 기억하는가? 빌은 감기를 달고 살며 자주 피곤해하고, 과민성 대장 증상과 구순포진이 자주 발생한다. 2장에서 배운 지식을 이용해 본다면, 당신은 빌의 선천 면역 체계와 획득 면역 체계가 모두 약하다는 사실을 추측할 수 있을 것이다. 그의 장에서 발견된 낮은 IgA의 수치를 보면, 바이러스와 박테리아가 침입해서 병을 유발하기 쉬운 상황이란 것도 쉽게 유추할 수 있다. 또한 백신을 맞은 후에도 강력한 항체가 형성되지 않는다는 점을 통해서는 T세포와 항체 형성 B세포 사이의 의사소통이 잘되지 않는다는 사실을 알 수 있었다. 게다가 혈액 검사 결과, 엡스타인-바 바이러스는 재활성화되었고 수두대상포진 바이러스가 일으키는 대상포진을 앓은 적이 있다는 사실도 나왔다. 대부분의 사람 몸속에는 이 헤르페스바이러스가 잠복기 상태로 있다. 평소에는 면역 체계에 의해 억제되어 있다가 방어력이 약해지면 활동을 재개한다. 빌의 경우 이런 바이러스의 활동을 누르는 살해T세포와 NK세포의 능력이 약해진 듯했다.

약한 면역 유형은 우리가 평소에 알고 있는 면역 '강화' 방식을 모두 따르면 해결된다. 당신이 이 유형이라면 우선 선천 면역 체계와 획득 면역 체계의 힘을 강화하고 싶을 것이다. 그러면 바이러스와 박테리아가 들어왔을 때 발 빠르게 초기 반응하고, 잠복 상태인 바이러스의 활동 재개를 막으며, 앞으로도 꾸준히 보호해 줄 강력한 항체를 생성할 것이다.

앞에서 다룬 생활 방식의 변화가 면역의 네 가지 유형에 모두 중요한 영향을 미치지만, 그중에서도 몇 가지가 면역력을 높이는 데 특히 중요하다. 당신이 다음과 같은 효과를 누리고 싶다면 말이다.

- 감염과 싸우는 데 중요한 Th1세포 수와 사이토카인 분비 늘리기
- B세포 활동과 항체의 생성을 늘리고 NK세포를 강화하기
- 장 벽 기능을 향상시키기

이 세 가지를 완수하기 위한 약한 면역 유형의 핵심은 수면이다. 잠을 제대로 자지 못하면 호르몬 생성이 느려지고 생체리듬도 균형이 깨진다. 잠을 충분히 자고 생체리듬을 우선순위에 올리는 일은 정말 중요하다. 일찍 잠자리에 들어 멜라토닌이 분비되면, 질병과 싸우는 사이토카인의 활동이 활성화되면서 멜라토닌 수치도 정상적으로 유지된다. 당신이 이런 최적의 환경을 만들도록 노력해야 한다는 사실을 잊지 말자. 즉, 숙면을 위해 저녁에는 블루라이트를 끄거나 차단 안경을 쓰는 등의 빛 노출을 줄이려고 노력해야 한다는 말이다.

이 방법 외에도 약한 면역 유형의 체질을 강화하는 데 좋은 음식과 보충제는 시중에서도 쉽게 구할 수 있다. 다음은 NK세포와 대식세포 같은 선천 면역 체계의 세포를 더 강하게 만드는 식품들이다.

- **멜라토닌:** 특별한 이유로 수면의 질이 떨어지고 밤에 블루라이트를 피할 수 없다면 잠들기 몇 시간 전에 멜라토닌을 소량 복용해 볼 수 있다. 멜라토닌은 나이가 든 사람 중에서 '면역 노화'를 경험했거나 나이 때문에 면역 체계가 약해진 사람에게는 특히 중요한 호르몬이다.
  권장량: 1~3mg, 잠자리에 들기 1시간 전 복용

- **버섯:** 버섯에 들어 있는 베타클루칸이라는 성분은 면역 증강 효과가 뛰어나다. 암 실험에서 버섯이 NK세포의 면역 감시 활동을 활성화하고, 바이러스와 박테리아와 싸우는 데 도움을 주는 사이토카인의 분비를 늘려 Th1 반응을 자극한다는 사실이 밝혀졌다.[1] 개인적으로 내가 좋아하는 버섯은 표고버섯과 잎새버섯인데 볶거나 굽거나 수프에 넣어 먹으면 정말 맛있다. 버섯에는 상당량의 항산화 물질, 비타민D, 셀레늄도 들어 있다.

  면역 체계에 힘을 보태기 위해 보충제 형태로도 먹을 수 있다. 영지버섯은 요리에 적합하지 않지만(너무 단단하고 질기다), 대식세포와 NK세포를 자극해 인터페론-감마IFN-γ와 종양괴사인자-알파TNF-α 같은 사이토카인을 더 분비하기 때문에 바이러스와 박테리아 침입과 싸우는 데 도움을 준다. 운지버섯(터키테일)은 전체적으로 백혈구 수를 늘리고, 호중구의 활동성을 높이며, B세포의 항체 생성을 증가시킨다. 두 버섯 모두 분말과 캡슐 형태로 구매할 수 있고, 커피와 블렌딩한 버섯 커피도 살 수 있다.

  권장량: 면역 증강 버섯 혼합물을 적어도 60일간 꾸준히 복용

- **아슈와간다:** 이 식물의 뿌리는 스트레스에 좋다고 알려져 있으며 불안증과 수면장애에도 도움이 된다고 한다. 그 외에도 NK세포와 Th1세포의 활동을 촉진하므로 당신이 지쳤거나 만성 스트레스가 있을 때, 잔병치레가 잦을 때 먹으면 좋다.

  권장량: 300~500mg씩 하루 2번, 적어도 60일간 꾸준히 복용

- **한국 홍삼:** 홍삼은 재래종 인삼의 한 종류이며, 한국과 다른 아

시아 국가에서는 면역 체계에 미치는 다양한 효능으로 매우 유명하다. 강력한 항산화 물질이 들어 있고 아세트아미노펜 같은 약을 먹을 때 간을 보호해 주기도 한다. 전반적으로 호중구, T세포, B세포의 수와 활동을 모두 증가시킨다는 사실도 밝혀졌다.

권장량: 매일 1,000mg 복용

● **초유 분말:** 초유는 출산 후 24~48시간 이내에 생성되는 아주 강력한 물질이다. 초유 안에는 항체, 영양소, 그리고 유해균과 싸우는 물질이 가득 들어 있어서 아기에게 면역력을 제공한다. 다행히 초유는 신생아뿐만 아니라 약한 면역 유형의 사람도 효과를 볼 수 있다. 소나 염소에서 나오는 초유에도 같은 성분이 들어 있으며 분말 형태로 먹을 수 있다. 소의 초유에는 IgG와 IgA가 함유되어 미생물 감염에 신체를 보호하고 장누수증후군에 도움을 준다. 상기도 감염 예방에도 좋다고 한다. 유당불내증이 있는 사람들도 대부분 초유는 먹을 수 있다.

권장량: 분말 또는 캡슐 형태로 매일 3,000mg 복용

● **낙엽송 아라비노갈락탄:** 아라비노갈락탄은 당근, 무, 배와 같은 식품에 흔히 들어 있는 탄수화물이다. 그중 북미에서 서식하는 낙엽송에 가장 많이 들어 있다. 아라비노갈락탄은 건강한 장 박테리아를 받쳐 주는 아주 훌륭한 프리바이오틱스 섬유질이며, 여기에 락토바실러스 같은 균을 함께 보충해 주면 NK세포 활동을 늘리고 과민성대장증후군의 증상을 완화하는 데 도움을 준다. 인체 실험 결과, 감기 발생률을 낮추는 효능 덕분에 약한 면역 유

형에게서 큰 효과를 볼 수 있다는 사실이 확인되었다.[2]

권장량: 분말 또는 캡슐 형태로 매일 1,500mg 복용

- **엘더베리:** 세계적으로 오랫동안 약재로 쓰인 식물 치료제로 큰 약국에 가면 쉽게 구매할 수 있다. 엘더베리는 인터류킨6(IL-6) 와 종양괴사인자-알파TNF-a처럼 염증 반응을 유도하여 감염을 막는 사이토카인을 늘리는 역할을 하기 때문에 상기도 바이러스 감염 초기에 도움이 된다고 한다. 약한 면역 유형일 경우 감기 초기에 먹으면 효과를 볼 수 있다. 하지만 사용에 조금 신중할 필요는 있다. 감기 같은 다소 가벼운 상기도 감염일 때만 섭취하고, 먹은 후에 열이 나거나 증상이 심해진다 싶으면 바로 복용을 중단하기를 추천한다.

  권장량: 시럽, 캡슐, 알약 형태로 매일 4g 복용하기(예방 차원). 많이 아프면 하루에 3번까지 먹을 수 있다.

'다발성 면역'이라면 다발성 반응 없애기

앞에서 꽤 자세히 염증을 공부했으니, 이제는 건강한 염증 반응이 삶에서 필수적이며 면역 체계가 건강하게 유지되는 데 중요한 요소 라는 사실을 잘 이해할 것이다. 그런데 우리 주변에는 해결되지 않은 낮은 수준의 염증이 계속 생기는 사람들이 있다. 만성 염증은 자가면역질환, 알레르기, 심장병 및 면역 기능의 문제를 일으키는 주요 요인이기 때문에 시간이 지나면 결국 건강에도 영향이 가게 된다. 다발성 면역 유형은 대부분 염증을 가지고 있는 상태이며, 과활동성 또는 판단 오류 면역 유형의 반응 증상이 (아직) 나타나지 않았을 수도 있다.

염증을 일으키는 주요 원인은 대부분 우리가 충분히 통제할 수 있고, 이 책에 나온 조언을 따른다면 필요한 염증만 발생하도록 할 수도 있다. 다발성 면역 유형은 면역 반응이 제대로 일어나지 않는다기보다 면역 체계가 매일 여기저기서 피어오르는 잔불을 끄느라 분주한 상태라고 보면 된다. 그래서 정말 심각한 위협을 받아도 강력한 반응이 빠르게 나오지 못할 수 있다. 부실한 식사, 수면 부족, 만성 스트레스, 고혈당, 비만은 면역 세포의 건강을 점차 해치기 시작하고 활동도 감소시킬 수 있다. 그래서 내가 이 유형을 다발성이라고 부르는 것이다.

아프기 전까지는 당사자도 면역 불균형인지 인지하지 못한다. 또한 이 유형은 Th1 지배를 지니고 있을 가능성이 커서 이 방향으로 이끄는 행동은 하지 않는 것이 좋다. 결국 염증만 더 생길 수 있기 때문이다. 이런 상황을 해결하기 위해 다음과 같은 노력을 해 보자.

- 핵인자-카파B(NF-kB), 인플라마좀, 염증성 사이토카인의 생성 등 염증을 일으키는 목표물 제거하기
- 만성적으로 활성화되어 있는 면역 사이클에 갇히지 않도록 염증 해결 속도를 높이기

당신이 다발성 면역 유형 테스트에서 높은 점수가 나왔다면 가장 집중해야 하는 영역은 영양이다. 다음과 같은 노력이 필요하다.

- 술은 피하거나 최소화하기
- 설탕은 최대한 줄이기
- 항산화 물질이 풍부한 유기농 과일과 채소로 식단 꾸미기

다발성 면역 유형은 생활 방식뿐만 아니라 염증을 줄이는 노력도 필요하다. 그래서 세포 수준에서 염증이 생길 만한 상황을 차단하는 데 집중해야 한다. 그러기 위해 다음에 소개하는 보충제를 한번 고려해 보자.

- **커큐민**: 커큐민만큼 놀라운 일을 해내는 것이 있을까? 9장에서 커큐민이 강황 뿌리에서 나는 물질이라고 이미 소개했다. 이 물질은 여러 단계의 염증을 멈추게 할 수 있다. 120번이 넘는 인체 임상실험에서 이 물질이 알츠하이머병, 당뇨병, 심장병, 자가면역 등의 질환에 미치는 효능을 확인했다.[3]

  강황을 식단에 올리는 계획은 정말 좋다. 신선한 강황 뿌리를 갈아서 수프나 스튜에 넣어도 되고 말린 것을 향신료로 사용할 수도 있다. 하지만 문제는 치료 목적에 부합될 만큼의 양을 먹으려면 음식으로는 한계가 있다는 것이다. 당신이 다발성 유형이라면 커큐민을 보충제 형태로 먹도록 하자. 커큐민은 위장관에서

제대로 흡수되지 않지만, 후추같이 흡수를 도와주는 음식과 함께 먹으면 최대 400%까지 흡수율을 올릴 수 있다. 지방이 많은 음식과 함께 먹을 때에도 좋은 결과를 기대할 수 있다.

권장량: 1,000mg씩 하루에 2번 복용

● **레스베라트롤:** 폴리페놀의 일종이며, 음식으로는 효과를 보기 힘든 물질이다. 레스베라트롤이 들어 있는 대표적 식품으로 적포도주를 꼽지만, 적포도주가 대사되고 난 후 남은 레스베라트롤의 양은 고작 1% 정도다. 그래서 보충제로 섭취하는 것이 효과가 좋다. 레스베라트롤은 임상실험에서 심장병, 제2형 당뇨병, 암, 비만, 노화에 효과가 있다고 밝혀졌다.[4] 한 실험에서, 당뇨병을 앓는 한 그룹에게 45일간 매일 1g씩 제공한 후 결과를 살펴보았고, 혈당, 인슐린 저항성, 당화혈색소(헤모글로빈A1c) 수치에서 놀랄 만한 효과를 확인했다.[5] 또한 알츠하이머병을 일으키는 원인인 아밀로이드 플라크의 생성을 막는 데도 도움을 준다고 한다. 항산화와 항염증뿐만 아니라, 칼로리 제한 효과로 대사작용을 늦춰 질병 발생 가능성이 줄어든 이유도 한몫할 것이다. 레스베라트롤이 항노화 산업계에 특히 사랑을 많이 받아온 이유는 이 물질이 세포 속 SIRT1이라는 성분을 증가시키기 때문이다. SIRT1은 장수에 도움을 주고 만성 질환 발병률을 낮춘다. 레스베라트롤 보충제를 찾고 있다면 호장근에서 추출한 트랜스 레스베라트롤 99% 제품을 구매해 보자. 흡수율을 최대로 높이고 싶다면 지방을 포함한 식사와 함께 복용하면 된다.

- SPM(Specialized proresolving mediators): '전문 사전 해결 중재자'라는 이 물질은 염증을 '해결'하는 데 도움을 준다. 감염이 생기면 많은 호중구가 감염된 곳으로 호출되어 균을 먹어치우는데, 박테리아로 가득해진 호중구를 운반할 만큼의 충분한 대식세포가 없다면 만성 염증의 악순환이 시작된다는 이야기를 3장에서 한 바 있다. 이때 SPM이 중재자로 끼어든다. 애초에 염증이 일어나지 않도록 막을 수는 없지만, 그 대신 새로운 호중구가 계속 모여들지 않도록 막아 준다. 그리고 더 많은 대식세포가 오도록 신호를 보내서 잔해를 치우게 한다.

  이처럼 이 물질은 염증 해결 과정에서 매우 중요한 역할을 한다. 오메가3 지방산으로 SPM을 만들 수 있지만, 시간이 오래 걸린다. 그래서 당신이 다발성 면역 유형이라면 공급이 수요를 따라갈 수 없을 것이다. 장점은 SPM이 염증 생성에 관여하지 않기 때문에 면역억제제의 역할을 하지 않는다는 것이다. 게다가 비스테로이드성 소염진통제나 스테로이드, 다른 항염증약보다 훨씬 안전하다. 나는 통증과 관절염 환자에게 자주 권한다.

  권장량: 매일 2,000mg 복용

- 베르베린: 황련, 매자나무, 구골나무매자 등 다양한 식물에서 발견되는 물질로, 염증과 산화스트레스를 낮추는 데 큰 역할을 한다. 강력한 항균력을 지니고 있어서 만성 염증을 유발할 수 있는 박테리아 감염과 장 속 세균의 과다 증식 치료제로 흔하게 쓰

인다. 또한 인슐린 감수성을 늘리고 혈당 조절 능력을 향상시킨다.

베르베린과 당뇨병 치료제로 많이 쓰는 메트포르민을 비교한 실험에서, 베르베린이 공복혈당, 인슐린, 당화혈색소(헤모글로빈A1c) 수치를 낮추는 데 당뇨약과 동일한 효과를 보였다고 한다. 그 외에 콜레스테롤과 중성지방 수치를 낮추기도 한다.[6] 이런 효능 덕분에 다발성 면역 유형에 좋으며, 특히 비만, 고혈당, 심장병 같은 대사증후군을 앓는 사람에게 추천한다.

권장량: 500mg씩 하루에 3번 복용

놀라운 항염증과 항산화 효과를 지닌 천연 물질은 이 외에도 많다. 여기서는 안전성 검사를 거쳤고, 염증을 유발하는 구조를 공격한다는 사실이 확인된 것만 소개하였다.

'과활동성 면역'이라면 강한 반응 진정시키기

T세포와 항체가 '자가' 조직을 공격하는 판단 오류 면역 유형과는 달리, 과활동성 면역 유형은 꽃가루나 먼지 같은 외부의 무해한 물질에도 과도하게 반응하는 체계를 가지고 있다. 정상적인 면역 체계는 기본적으로 친구와 적, 결백한 행인을 구분할 수 있는 능력이 있다. 그래서 집에서 키우는 고양이나 외부 꽃가루에 반응하지 않는

대신 위험한 바이러스에는 빠르게 공격하고 파괴할 수 있어야 한다. 많은 사람이 이런 면역 체계를 가지고 있지만, 만성 알레르기, 습진, 천식으로 고통받는 사람은 매일 늘고 있다.

신체가 주변의 무해한 것까지 반응하는 이유는 무엇일까? 과활동성 면역 유형에는 몇 가지 특이한 구조가 눈에 띈다. 우선 환경 알레르기, 천식, 음식 알레르기, 만성 축농증, 알레르기성 피부를 가진 사람들의 보조T세포는 Th2 지배에 '갇힌' 상태다. 보조T세포가 Th2를 너무 과하게 만들어낸다고 한 말을 기억하는가? Th2세포와 이 세포가 분비하는 사이토카인은 IgE 항체를 증가하게 만들어 알레르기 반응을 일으킨다. IgE는 또한 호산구, 비만 세포, 히스타민처럼 알레르기에 관여하는 다른 면역 세포를 끌어들인다. 그래서 사실상 전혀 해가 없는 물질에 맞서 신체를 보호하려고 부종, 콧물, 점액 분비, 기침, 자극 반응을 엄청나게 일으키는 것이다. 아직 알레르기의 발생 원인을 100% 규명하지는 못했지만, 과도한 Th2 지배 현상을 되돌려 이런 경향을 감소시키는 방법은 있다. 방법은 다음과 같다.

- 만성적으로 염증을 일으키는 감염과 다른 촉발 요인 해결하기
- 보충제를 복용하여 방향을 Th1 활동으로 유도하는 동시에, Th2 활동과 이를 돕는 사이토카인의 활동 약화시키기

당신이 네 가지 면역 유형 테스트에서 과활동성 면역 유형의 점수가 높게 나왔다면 가장 먼저 해야 할 일은 주변의 독소를 길들이는

것이다. 내부와 외부 독소는 Th2 극성을 강화하고 Th1 반응을 방해한다. 프탈레이트, 살충제, 납, 수은 같은 물질과 디젤 입자, 담배 연기 속 입자는 모두 면역 균형을 흔들어 알레르기 반응을 높인다. 집안 환경을 '더 푸르게' 만들고 8장에 나오는 권장 사항을 참고하면, 과활동성 반응은 한결 가라앉을 것이다. 추가로 다음 보충제도 도움이 된다.

- **퀘르세틴:** 여러 과일에서 나오는 강력한 플라보노이드의 일종이며 항산화 물질이다. 이 물질이 과활동성 면역 유형을 위한 도구 상자에 추가할 만한 훌륭한 식품인 이유에는 여러 가지가 있다. 우선 퀘르세틴은 알레르기를 이끄는 Th2 사이토카인에 관여하면서, 동시에 Th1세포가 분비하는 사이토카인인 인터페론-감마IFN-γ를 증가시킨다. 참고로 인터페론-감마는 면역 증강 효과가 있다. 또한 항히스타민 같은 역할을 해서 알레르기로 힘들어하는 사람들에게 즉각적인 완화 작용을 한다. 'Lertal'은 이탈리아에서 개발된 제품인데, 퀘르세틴과 차즈기(잠시 후에 나온다)가 주성분이며, 현재 알레르기성 비결막염 치료의 효과성을 입증하기 위한 임상실험이 진행 중이다.
  권장량: 500mg씩 하루에 두 번 복용
- **황기:** Th2 지배를 Th1 반응으로 방향을 돌리는 데 아주 효과적인 식품이다. 천식이 있는 아이들의 호흡을 한결 편안하게 해준다고 알려진다. 황기가 IgE 항체와 호산구의 높은 수치를 낮

춘다는 연구도 있다. 보통 IgE와 호산구 수치가 높으면 알레르기 반응도 같이 심해지는 경향이 있다.

권장량: 표준 건조 뿌리로 만든 캡슐이나 팅크제로 매일 500~1,000mg 복용

- **차즈기(자소엽):** 민트와 같은 꿀풀과 식물이며, 중국에서 전통적으로 많이 쓰이는 50개의 주요 약재 중 하나다. 차즈기에는 로즈마린산의 함량이 매우 높은데, 이 물질은 알레르기 증상을 크게 완화한다고 알려져 있다. 21일간에 걸친 2번의 블라인드 실험 결과, 차즈기는 Th2세포에서 분비하는 사이토카인을 차단해 콧물, 가려움, 눈물 같은 증상을 크게 가라앉혔다.[7]

권장량: 300mg씩 하루에 2번 복용

- **서양쐐기풀:** 잎에 항히스타민 성분이 들어 있는 허브류 식물이다. 이 물질이 알레르기 반응에 미치는 영향을 30일간 실험한 결과, 증상을 크게 완화하고 호산구 수치도 줄인다는 사실을 확인했다.[8]

권장량: 동결건조한 뿌리를 매일 500mg 복용 팅크제나 차 형태로도 복용 가능

'판단 오류 면역'이라면 틀어진 방향 재설정

판단 오류 면역 유형은 다른 면역 유형(주로 다발성 면역 유형)이 거의

246

항상 동반되기 때문에 가장 복잡한 유형이다. 기본적으로 '자가 조직은 공격하지 말라'라는 메모를 잃어버린 상태라고 생각하면 된다. 자가반응성T세포는 T세포가 성숙되는 과정에서 파괴되어야 하지만 감시를 슬쩍 피해 잔류한 것들이 활성화하여 Th17세포가 되고, 이 세포가 염증 반응을 자주 일으키고 '자가' 조직을 마치 외부의 위협인양 공격한다. 결국 손상된 조직이 다른 면역 세포의 유입을 부추기면서 염증이 이어지는 비정상적인 사이클이 시작되는 것이다. 그리고 '자가' 조직에 대한 항체까지 생겨나면서 이런 과정이 끝없이 이어지게 된다.

자가면역질환이 생기는 방식에 영향을 주는 요인은 많다. 먼저, 유전적으로 자가면역에 더 잘 걸리는 유형일 수 있다. 그러나 유전자가 운명을 모두 확정 짓지는 않는다. 환경이 유전자 발현에 주는 영향과 그에 따른 질병에 대한 감수성 변화를 연구하는 후생유전학에 따르면, 감염, 음식, 스트레스, 독소 같은 물질 역시 큰 역할을 한다. 판단 오류 면역 유형은 기본적으로 Th1이나 Th2 극성을 가지고 있기 때문에 상황이 좀 더 복잡하다. 그리고 곧 Th17세포가 다량으로 발생하는 경향도 짙다. Th17세포는 류머티즘성 관절염과 다발성경화증 같은 질환에서 보이는 조직 파괴의 직접적인 원인이다.

상황은 다소 복잡하지만, 앞에서 다룬 권장 사항을 모두 따르고, 이번 장에서 소개하는 조언까지 추가한다면 증상이 많이 개선될 것이다. 그리고 과활동성 면역 유형이나 다발성 면역 유형 테스트에도 점수가 높게 나오지 않았는지 좀 더 관심 있게 살펴보자. 만약 그렇다면 그 유형에 관련된 권장 사항 역시 포함시켜야 한다.

판단 오류 면역 유형의 또 다른 문제는, 면역 균형을 맞추는 방법을 실행하더라도 좋은 결과를 얻기까지의 시간이 다른 유형보다 훨씬 오래 걸릴 수 있다는 점이다. 방식 역시 염증을 낮추면서 Th17세포를 줄이고, Th1/Th2세포의 균형을 맞추며, 자가 유도 항체의 수치를 줄이는 노력을 병행해야 한다. 몇 달이 걸릴 수 있는 과정이다. 하지만 인내심을 가지고 꾸준히 한번 해 보자. 곧 긍정적인 변화가 생길 것이다! 권장 사항을 따르는 과정에서 더 효과적인 방법이 있다면 거기에 더 집중하고, 만약 증상을 악화시키는 것이 있다면 당장 그만두어야 한다. 자가면역 문제를 해결하기는 아주 까다롭고 사람마다 차이도 크다. 그래서 사소한 시행착오도 겪겠지만 이 모든 과정이 반드시 필요하다고 여기자.

4장에서 언급한 레이첼의 이야기로 돌아가 보자. 레이첼을 처음 만났을 때 자가면역질환인 류머티즘성 관절염을 앓고 있으며 다른 부위에도 자가면역질환이 생기고 있다는 신호가 나타나던 상태였다. 과거 항생제를 먹은 적이 있고 대변검사 결과 병원성 박테리아가 과증식 중이었다. 또한 글루텐과 대두에 식품 과민성이 있었다. 이는 모두 만성 염증에 기름을 붓는 요인들이다.

그녀의 장은 한마디로 엉망이었다. 7장에서 배웠듯, 장은 면역관용이 생기는 중심 지점이다. 그러니 장 건강을 우선순위에 놓아야 한다. 9장의 권장 사항을 따라 보자. 섬유질, 발효 음식, 다량의 항산화 물질, 폴리페놀에 집중한다. 그리고 제외식이를 해 보자. 내가 판단 오류 면역 유형에게 늘 권하는 아주 효과적인 방법이다.

자가면역을 일으키는 강력한 선동자로 알려진 음식은 많다. 이런 음식을 계속 섭취한다면 장이나 다른 부위에서 염증이 계속 일어날 것이다. 제외식이의 첫 번째 단계는 우선 설탕, 술, 밀가루, 유제품, 대두, 달걀, 옥수수, 땅콩, 가공식품을 30일간 모두 제외하는 것이다. 그중에서 문제를 일으키는 것이 있었다면 제외식이 기간 동안 면역 체계는 그 재료에 반응하지 않아도 되므로 충분한 충전 시간을 가질 수 있다. 그렇게 30일 후면 에너지, 감정, 잠, 관절 통증, 두통, 장 문제, 그 외 다른 증상이 나아졌다는 사실을 눈치챌 것이다. 그러나 진정한 깨우침은 제외했던 특정 음식을 다시 먹을 때 일어난다. 48시간을 주기로 한 번에 한 가지씩만 추가해 보자. 문제를 일으키는 특정 음식을 다시 먹게 되면 증상이 재발하는 것을 알 수 있을 것이다.

더 엄격한 방식의 제외식이에는 자가면역 팔레오 식단AIP도 있다. 견과류, 씨앗류, 콩류, 곡물과 심지어 가지, 토마토, 고추, 감자 등의 가짓과 채소까지 제외하는 더 높은 단계의 방식이다. 연구에 따르면, 이 식단은 궤양성대장염 같은 장질환, 하시모토병 같은 자가면역성 갑상선질환, 다발성경화증 같은 자가면역성 신경계질환을 개선하는 데 도움이 된다고 한다.

제외식이는 영원하지 않다

당신이 지금 무슨 생각을 하는지 알고 있다. '이 모든 음식을 다 제외하면 뭘 먹으라는 거야? 영원히 이렇게 하라는 거야?' 내 환자들이 항상 하는 말이다. 나도 충분히 이해한다! 하지만 제외식이는 가장 먼저 시도해 볼 만한 방법이다. 왜냐고? 알레르기, 식품 과민증, 식품 불내증은 비슷하게 보이지만 모두 다르다. 하지만 이 모든 증상을 자세히 알려주는 검사는 없다. 어떤 음식은 먹고 어떤 것은 피하라고 일일이 말해 주지도 않는다. 제외식이를 통해서만 그런 정보를 얻을 수 있는 것이다.

제외식이가 자가면역질환 증상을 개선하는 데 효과적이라는 연구 결과도 있다.[9] 하지만 식품 과민증을 일으키는 공통적인 음식을 평생 제외하기에는 더 많은 임상실험이 필요하다. 또한 자칫 잘못하면 특정 채소, 견과, 씨앗, 곡물 같은 영양가 있는 음식을 잘못 제외해서 미네랄과 비타민이 풍부하고 장에 좋은 섬유질까지 무심코 식단에서 제외하는 실수를 할지도 모른다. 나는 엄격한 제외식이를 몇 달간 진행하다가 음식 공포증, 사회적 고립, 불안, 마이크로바이옴의 불균형 악화, 영양 결핍까지 생긴 환자들을 직접 보았다. 따라서 제외식이를 시작하기 전에 우선 전문 기능의학 영양사나 영양상담사를 찾아가 제대로 된 도움을 받으며 하기를 강력히 권한다.

다른 세 가지 면역 유형보다 조금 더 복잡한 판단 오류 면역 유형은 보충제를 고를 때도 다각적인 접근 방식을 택해야 한다.

- 다음의 권장 사항을 따르면서, 과활동성 면역 유형과 다발성 면역 유형처럼 과도한 염증을 가라앉히기
- 자가면역질환에서 조직을 계속 파괴하는 Th17세포의 활동을 차단하기
- 조절T세포를 늘려서 과하게 작용하는 면역 반응의 스위치 끄기

  (면역 체계의 균형을 유지하는 이 특별한 T세포를 기억하자)

이를 위한 몇 가지 방식을 소개한다.

- 처음에는 다발성 면역 유형에서 소개한 방식을 일부 따르면서 과도한 염증을 조금씩 억누른다. 커큐민, 레스베라트롤, SPM 등을 복용해 보자.
- **비타민D:** 비타민D가 부족하면 자가면역질환과 염증이 생길 수 있어서 비타민D를 충분히 섭취하는 것이 핵심이다. 비타민D는 판단 오류 면역 유형에 중요한 조절T세포의 수를 증가시킨다. 혈중 농도의 목표치는 50~80nl/ml로 생각하자. 병원에 가서 자신의 현재 수치를 확인하고, 복용 후 8~10주마다 재측정한다.
  권장량: 현재 수치를 모른다면 매일 2,000~4,000IU 정도로 시작하는 것이 안전하다. 수치가 30nl/ml보다 낮으면 10,000IU 이상을 복용해야 할 수도 있다. 그래서 검사로 수치를 파악하는 것이 중요하다.

- **비타민A:** 9장에서 말했듯, 항산화제 역할을 하는 비타민이다. 비타민A는 조절T세포를 늘리기 때문에 특히 판단 오류 면역 유

형은 이 비타민에 더 관심을 기울여야 한다. 참고로 자가면역질환은 보통 장에서 시작되는데, 조절T세포는 이를 완화하는 역할을 한다. 비타민A는 자가면역을 부추기는 식품 과민증을 치료하고, 조직을 파괴하는 Th17세포의 형성을 막는 데 도움을 주기도 한다.

권장량: 매일 음식과 함께 5,000~10,000IU 복용

☞ **주의:** 비타민A 수치가 너무 높으면 몸에 독이 될 수 있다. 그러니 복용 중인 다른 보충제에 비타민A가 포함되어 있지 않은지 반드시 확인한다. 특히 임신한 여성은 하루에 25,000IU 이상을 먹으면 태아에게 결함이 발생할 수 있으니 주의한다. 세계보건기구WHO에서는 임신부에게 비타민A의 복용을 권장하지 않는다. 그래서 대부분의 임산부 권장 비타민에는 비타민A의 안전한 공급망인 베타카로틴만 포함되어 있다.

● **황금(skullcap):** 중국의 유명한 약초로, 바이칼린이라는 성분이 들어 있다. 자연 의학에서는 항산화 물질로 인정받기도 한다. 황금은 인터류킨6(IL-6)과 종양괴사인자-알파TNF-α 같은 염증성 사이토카인을 차단하는 능력 덕분에 자가면역 증상을 개선하는 데 도움을 주며, Th17세포도 차단한다. 관절염, 궤양성대장염, 건선을 치료하는 효과가 있다는 연구 결과도 있다. 강력한 항바이러스 성분이 들어 있어 엡스타인-바 바이러스 같은 바이러스 감염으로 인한 자가면역질환에 좋다.

권장량: 500mg씩 하루에 두 번 복용

● **글루타티온:** 논쟁의 여지는 있지만, 가장 중요한 항산화 물질로 꼽히며 '항산화제 마스터'라고도 불린다. 글루타티온은 면역 세포 활동을 높이고, 해독 작용을 하며, 심지어 에너지 생산 후 세포에서 나오는 아주 파괴적인 활성산소를 중화시키기까지 한다. 또한 산화스트레스에서 몸을 보호하는 비타민C와 비타민E 같은 다른 항산화 물질을 재활용하도록 돕는다. 과도한 면역 반응을 누르는 조절T세포의 기능을 보호한다. 동물실험에서 글루타티온이 류머티즘성 관절염을 일으킬 수 있는 항체 수치를 낮춘다는 사실이 밝혀졌다.[10] 조직 손상이 자주 일어나는 판단 오류 면역 유형에게 글루타티온은 정말 중요한 성분이다.

이 놀라운 물질을 어디서 얻을 수 있을까? 보통 시스테인, 글루타민, 글리신, 황 같은 아미노산으로 체내에서 생성된다. 그 외에 양배추, 브로콜리, 케일 같은 십자화과 채소에도 다량 함유되어 있다. 모두에게 좋은 음식이지만, 그중에서 과한 산화스트레스, 조직 손상, 염증이 있는 판단 오류 면역 유형이라면 특히 챙겨 먹어야 한다. 손쉽게 얻을 수 있는 방법은 N-아세틸시스테인NAC 보충제를 먹는 것이다. 글루타티온을 만드는 아주 중요한 물질이 들어 있어 필요할 때마다 공급을 맞춰줄 것이다.

권장량: 매일 600~1,200mg 복용

글루타티온만 들어 있는 보충제를 먹을 수도 있지만, 알아둘 점이 있다. 경구로 섭취 시 위를 거치며 흡수율이 많이 떨어지고 가격도 꽤 비싸다. 게다가 약간 썩은 달걀 냄새도 난다. 그래서 리

포슘 형식의 설하 요법으로 만든 제품을 이용하면 흡수에 도움이 된다.

권장량: 500mg 하루에 두 번 복용

- **동충하초:** 카타필러 버섯이라고도 알려져 있다. 동충하초는 심장에 좋고 항노화 효과가 있어서 꾸준히 사랑받는 버섯이다. 항염증 기능을 해서 자가면역질환을 앓는 이들에게 특히 좋다. Th17세포를 누르는 조절T세포의 수를 늘리기도 한다. 동충하초 성분을 넣어 제조한 '코빈정Cobin capsule'은 하루에 3번 복용하며, 자가면역성 갑상선질환을 앓는 환자들의 병증을 완화하는 데 효능이 있다고 밝혀졌다.[11] 하지만 이 약품은 중국에서만 판매하기 때문에 쉽게 구할 수 있는 합성 동충하초를 구매하는 것이 좋은 선택이 될 것이다.

권장량: 매일 1,000mg 복용

- **뇌공등(미역줄나무):** 활성 성분인 셀라스트롤이 들어 있는 유명한 약초다. 많은 임상실험이 이루어졌고 건선, 루푸스, 류머티즘성 관절염, 궤양성대장염 등을 치료하는 데 그 효과를 입증했다. 류머티즘성 관절염의 경우 뼈와 연골이 녹지 않게 예방해 주고, 크론병의 경우 수술 후 재발을 막는 데 사용하는 '아자티오프린'이라는 약과 같은 효과가 있다고 한다. 그리고 다발성 염증으로 이어지는 경로를 막고, T세포 극성이 Th17 생성으로 빠지지 않도록 한다.[12]

권장량: 공식적으로 정해진 표준 권장량은 아직 없다. 크론병 환자의 경우

체중 1kg당 1.5mg 정도면 효과를 얻을 수 있다고 한다.

- **우르솔산:** 자가면역질환에 도움이 된다고 하여 최근에 많은 관심을 받는 성분이다. 동물실험에서 이 성분이 Th17세포와 질병 유발 요인을 줄여 자가면역 관절염의 발병률을 낮춘다는 사실을 확인했다.[13] 우르솔산은 사과껍질에 들어 있는 천연 물질이며, 그 외에 오레가노, 바질, 타임, 로즈메리 같은 허브에도 들어 있다.
  권장량: 매일 300mg 복용

사람마다 면역 체계의 불균형이 달라서 면역 회복 계획도 개인의 특성에 맞춰서 세워야 한다. 그래서 다음 장이 어쩌면 이 책에서 가장 중요한 부분일지도 모르겠다. 여러 건강 서적을 보면 보충제, 음식, 생활 방식, 운동에 대한 조언이 지면을 가득 채운다. 그러나 당신이 정확히 어떻게 해야 하는지에 초점을 맞춘 책은 한 권도 없다. 나는 독자들이 도구상자에 있는 조언을 모두 따르고 보충제를 전부 먹기를 바라지 않는다. 사실 수면, 스트레스, 장 건강, 독소, 영양을 다룬 각 영역에서 권장 사항 하나씩만 선택해 매일 따른다고 해도 충분히 최고의 결과를 얻을 수 있다.

보충제는 면역 유형에 맞는 제품으로 3개만 골라서 복용하는 것으로 시작하자. 결과를 판단하려면 적어도 30일은 꾸준히 해봐야 한다. 일단 당신이 새로운 방식에 적응되면 도구상자에 있는 조언과 보충제를 조금 더 추가해 볼 수도 있다.

11장

나만의
면역 회복 계획 세우기

내 목표는 당신이 2부에 나오는 내용을 숙지한 후 행동으로 옮겨서 앞으로는 건강을 걱정하지 않고 자신감 있게, 즐겁게 살아가도록 돕는 것이다. 물론 알아야 하는 정보가 많다는 사실을 인정한다. 그래서 이번 장에 '한눈에 보는 면역 회복 계획서'를 따로 마련했으니 한번 작성해 보자.

면역 회복 계획서는 수면, 스트레스, 장 건강, 독소, 영양 등 각 영역에서 택하게 될 행동과 계획 시작 후 30일간 복용할 보충제를 정하는 데 도움이 될 것이다. 그리고 이렇게 정리해 두면 구체적인 목표가 뚜렷이 드러나고, 계획을 실행하는 30일 동안 깜빡하거나 주춤하여 동기부여가 필요할 때면 언제든지 다시 보고 참고할 수 있게 된다.

몇몇 칸은 일부러 비워 두었다. 물론 실수로 그런 것은 아니다! 첫 30일간 면역 체계의 균형을 바로잡으려는 사람이라면 누구나 해야 할 첫 번째 행동은 미리 채워 넣었다. 비워둔 곳은 당신이 2부의 영역별 권장 사항 중에 할 수 있을 만한 것으로 직접 골라서 넣어야 한다.

만일 한 가지 이상의 면역 유형이라면 가장 높은 점수가 나온 대표 유형을 기준으로 해당 조언을 먼저 따라야 한다는 사실도 잊지 말자. 기한이 끝나면 언제든 다시 테스트해 보고 대표 면역 유형의 결과가 바뀌었는지 확인해 볼 수 있다. 그러고 나서 다음 계획으로 넘어가면 된다!

왜 이렇게 만들어 두었을까? 개인의 특성이 면역 유형보다 더 중요하기 때문이다. 사람마다 각자 다른 습관과 도전 과제, 일정, 예산, 우선순위가 있다. 나는 삶 전반을 뒤흔드는 계획을 일방적으로 제시하고는 무조건 따르라고 강요하고 싶지 않다. 그저 자신에게 가장 잘 맞는 방식을 스스로 선택해 면역 체계의 균형을 다시 맞추도록 돕고 싶을 뿐이다. 당신이 흐르는 물살을 거슬러 올라가는 느낌을 받지 않길 바란다!

맞춤형 면역 회복 계획서 작성하기

'한눈에 보는 면역 회복 계획서'를 만들려면 먼저 자신의 대표 면역 유형에 맞는 계획서를 골라야 한다. 그리고 내가 채워 놓은 칸을 읽어 보자. 그다음에는 2부에 있는 영역별 도구상자로 돌아가서 30일간 자신이 가장 잘할 수 있을 만한 추천사항을 하나씩 선택하여 빈 곳에 채워 넣자. 그러다 보면 각 영역에서 하나 이상을 선택하고 싶은 마음이 들 수도 있다. 그러나 첫 30일간은 한 영역당 하나에만 집중해서 습관화하는 것이 더 중요하다. 어느 정도 적응이 되면 각 영역에서 다음 30일간 실행할 두 번째 행동을 추가하자. 이런 식으로 조금씩 늘려나가면 된다.

보충제는 첫 30일간 적용할 것으로 세 가지만 정해서 먹고, 더 많은 보충제를 추가하고 싶다면 최소 60일은 경과한 후에 실행해야 한다는 것을 잊지 말자.

[약한 면역 유형]을 위한 계획서

목표: Th1세포와 사이토카인을 늘리고 B세포 활동, 항체 생성,
NK세포를 강화하여 튼튼한 면역 체계 구축하기

기본 영역: 수면	보충제(첫 60일)
● 잠자리에 들기 2시간 전부터 모든 블루라이트 피하기	● 멜라토닌 3mg, 잠자리에 들기 1시간 전에 복용
●	●
●	●
●	
생활 방식 영역	

스트레스를 줄일 방법(도구상자에서 한 가지 선택):

장 건강을 위해 할 일(도구상자에서 한 가지 선택):

환경을 디톡스하는 방법(도구상자에서 한 가지 선택):

영양 상태를 개선하는 방법(도구상자에서 한 가지 선택):

[다발성 면역 유형]을 위한 계획서

목표: 염증 원인 제거하기, 만성 염증 활성화의 사이클을 피하기 위해 해결 속도를 올리기

기본 영역: 영양	보충제(첫 60일)
● 과한 설탕 섭취 줄이기	● 커큐민 1,000mg, 하루 두 번 음식과 함께 복용
●	●
●	●
●	
생활 방식 영역	

수면을 최적화할 방법(도구상자에서 한 가지 선택):

스트레스를 줄일 방법(도구상자에서 한 가지 선택):

장 건강을 위해 할 일(도구상자에서 한 가지 선택):

환경을 디톡스하는 방법(도구상자에서 한 가지 선택):

[과활동성 면역 유형]을 위한 계획서

목표: Th1세포와 사이토카인을 늘리고 B세포 활동, 항체 생성,
NK세포를 강화하여 튼튼한 면역 체계 구축하기

기본 영역: 독소	보충제(첫 60일):
● 안전한 청소 제품 사용하기	● 퀘르세틴 1,000mg, 하루 두 번 음식과 함께 복용
●	●
●	●
●	
생활 방식 영역	

수면을 최적화할 방법(도구상자에서 한 가지 선택):

스트레스를 줄일 방법(도구상자에서 한 가지 선택):

장 건강을 위해 할 일(도구상자에서 한 가지 선택):

영양 상태를 개선하는 방법(도구상자에서 한 가지 선택):

[판단 오류 면역 유형]을 위한 계획서

목표: 자가면역질환으로 조직 파괴가 계속되는 현상을 막기 위해
과도한 염증 줄이기, 손상을 주는 Th17세포 활동 차단하기,
조절T세포를 늘려 과도한 면역 반응의 전원 끄기

기본 영역: 장 건강	보충제(첫 60일):
● 제외식이하기	● 비타민D 최소 2,000IU, 매일 음식과 함께 복용
●	●
●	●
●	
생활 방식 영역	

수면을 최적화할 방법(도구상자에서 한 가지 선택):

스트레스를 줄일 방법(도구상자에서 한 가지 선택):

환경을 디톡스하는 방법(도구상자에서 한 가지 선택):

영양 상태를 개선하는 방법(도구상자에서 한 가지 선택):

면역 회복 계획의 기대효과

일단 당신이 면역 회복 계획서를 작성했다면 이제 30일간의 여정을 시작해도 된다는 의미다. 그러면 본격적으로 시작하기 전에 혹시 더 알아야 할 것이 있을까?

첫째, 나는 당신이 기록지나 디지털 달력에 매일 성과를 기록하고 느낀 바를 간단히 적어 보라고 권하고 싶다. 주의 깊게 살피지 않으면 아주 조금씩 나아지는 결과를 쉽게 간과할 수 있기 때문이다. 증상을 기록하는 것도 이런 작은 성과를 알아채고, 진행 과정에 실망하지 않게 도와주는 하나의 방법이다.

둘째, 면역 회복 계획의 성과를 보려면 몇 달, 길게는 몇 년이 걸릴 수 있으니 인내심을 가지는 것이 중요하다. 첫 번째 계획은 30일간 이어지지만, 디톡스나 클렌즈가 아니라 장기간의 생활 습관 변화를 위한 출발선이라 생각하면 된다. 그러니 목표보다는 현재 실행하는 방식이 습관으로 자리 잡도록 하는 데 더 집중하길 바란다. 꾸준히 하다 보면 몸의 염증은 줄고 활력이 넘치며 증상이 나아지는 느낌이 차차 들 것이다.

처음에는 분명 진행 속도가 더딜 것이다. 그러나 꾸준히 따르면 어느덧 습관으로 자리잡을 것이다. 하루아침에 급격한 변화가 일어나지는 않는다. 작은 변화들이 쌓이다가 어느새 몸에서 놀라운 변화가 일어나고 있을 것이다. 연구에 따르면, 새로운 습관을 만들어 적응하는 데는 평균 66일이 걸린다고 한다! 많은 사람이 건강에 나쁜 몇 가지 습관에 오랫동안 빠져 지낸다. 그러니 당장 고치지 못하더라도 자신에게 관대해지자. 하루의 습관이 모여서 결국 당신의 미래를 만든다. 《아주 작은 습관의 힘*Atomic Habits*》을 쓴 제임스 클리어James Clear는 이렇게 말했다. "습관은 별것 아닌 것처럼 느껴지지만, 당신이 아주 중요한 한계점을 넘어서서 새로운 단계에 이르게 되면 놀라운 결과를 보게 될 것입니다."

나도 매일 환자들을 보면서 같은 생각을 한다. 당신이 오랜 기간 우울한 기분에 빠져 있다면 긍정적인 결과 또한 얻기 힘들 것이다. 다른 병원에서 일반적인 진료를 받으며 어떠한 희망도 보지 못한 환자들이 나를 찾아와 처음 만났을 때도 그런 상태였다. 그들은 무엇을 해야 할지 몰라 혼란스러워했다. 분명 당신처럼 이 환자들도 블로그에 나오는 식이요법을 몇 가지 시도해 봤을 것이고 한동안은 면역 '강화'를 해 준다는 비타민도 먹어 봤을 것이다. 그러고는 별다른 변화를 느끼지 못해 금방 포기했을 것이다. 나도 이해한다! 그래서 내가 아는 방법 중에 당신이 할 수 있을 만한 가장 효과 있는 단계만 골라서 소개했고, 이 방법으로 면역 체계가 다시 활기를 띠고 균형을 맞추기를 희망한다.

나도 면역 체계의 건강을 한 번에 바꿀 수 있는 치료제나 마법 같은 약이 존재한다고 말할 수 있다면 좋겠다. 하지만 그런 건 없다. 그러나 당신이 조언을 꾸준히 따르며 몸과 마음을 더 믿고 기다린다면 변화는 반드시 생길 것이다. 나는 그런 환자들을 계속 보고 있다. 이들은 인내심을 가지고 신체가 지닌 고유의 회복 능력을 믿으며 한계점을 넘어서는 사람들이었다.

네 가지 면역 유형에 따른 혈액검사

앞에서 네 가지 면역 유형 테스트를 했다면 자신의 대표 유형을 확실히 알고 있을 것이다. 어쩌면 두 번째 면역 유형까지 있을지도 모른다. 그러면 혹시 이 결과가 과연 정확한지 확인하는 방법이 궁금하지 않은가? 나는 보통 환자의 생애 건강 이력과 현재 증상을 통해 면역 유형을 진단한다. 당신이 푼 면역 유형 테스트와 비슷하다고 보면 된다. 그리고 혈액 검사를 해서 더 정확한 결과를 알려준다. 이 책을 읽는 모든 사람에게 혈액 검사를 권할 수는 없지만, 유형별로 내가 주로 하는 검사 종류를 소개할 생각이다. 이 검사를 해보면 자신의 상태를 더 정확하게 알 수 있을 것이다.

결과지를 가지고 전문가를 찾아가 종합적인 의견을 들어보는 것도 좋은 방법이다. 물론 필수는 아니지만, 당신이 하나 이상의 면역 유형에서 높은 점수가 나왔거나, 두 유형에서 비슷한 점수가 나왔거나, 자신의 결과가 정확한지 알고 싶다면 도움이 될 것이다. 면역 유형 테스트 결과의 정확도를 더 올려 주는 검사를 추가로 받아 보는 것도 건강한 생활 방식의 변화를 꾀하는 과정에서 하나의 동기부여가 될 수 있고, 지금 자신이 잘하고 있는지 확인할 수 있는 방법이 되기도 한다. 다음은 각 면역 유형별로 추천하는 검사들이다.

약한 면역 유형을 위한 혈액 검사

1. **전체혈구검사**(CBC): 온혈구검사라고도 하며, 빈혈 검사로 자주 사용된다. 백혈구 감별 계산을 통해 호중구, 단핵구(어린 대식세포), 림프구(T세포와 B세포를 통틀어 이름) 등의 백혈구 각 종류에 대한 수치를 확인한다. 백혈구 수치가 전반적으로 낮거나, 림프구와 호중구 수치가 낮으면 몸에 이상이 있다는 신호일 수 있다. 나는 면역 유형에 상관없이 모두에게 이 검사를 받도록 권장한다.

2. **CD4/CD8 비율 검사:** 살해T세포(표면에 CD8이라는 당단백질 분자를 가짐 - 역자주)에 대한 보조T세포(표면에 CD4라는 당단백질 분자를 가짐 - 역자주) 비율을 알아보는 검사다. AIDS 확산 당시, 보조T세포의 낮은 수치는 바이러스가 면역 체계를 파괴하고 있다는 의미였으며, 이는 매우 불길한 신호였다. 또한 낮은 CD4 수치는 면역 체계가 정상보다 빠르게 노화되고 있다는 신호다. 반대로 생각하면 CD4 수치가 정상 범주라면 강력한 면역 체계를 가지고 있다고 보면 된다. 실제로 스웨덴의 건강한 100세 노인들을 검사한 결과, CD4/CD8 비율이 젊은 사람들과 비슷하다는 결과가 나왔다![1] **정상 수치: 1.5~2.5 이상.**

3. **총 면역글로불린 검사:** 전체 항체 공급을 측정하는 검사다. 신체가 특정 감염을 보호할 수 있는지 알려 주지는 않지만, 현재의 무기 상태를 알 수 있다. 평소에 건강하다고 느끼는 성인도 시간이 지나면서 IgG나 IgA의 수치가 낮아지거나 경계선에

있다는 사실을 발견하기도 한다. 물론 흔한 경우는 아니다. IgG는 감염에서 신체를 장기간 보호하는 항체이고, IgA는 기도와 위장관의 표면을 보호하는 항체이기 때문에 수치 변화는 매우 중요한 사항이다. IgG가 낮은 경우는 매우 심각하다. 그러나 필요하면 면역글로불린을 장기간 수혈받아서 치료할 수 있다. 낮은 IgA는 치료가 안 되지만 그렇게 심각한 문제는 아니다. 적어도 자신의 상태를 알게 되었으니, 병에 걸리지 않도록 더 많은 주의를 기울이면 된다.

4. **엡스타인-바 바이러스(EBV) 항체 검사:** 세계 인구 90% 정도가 한 번쯤은 이 바이러스에 감염된다고 한다. 엡스타인-바 바이러스는 전염성 단핵증을 일으키며, 보통 아동 또는 십 대들이 잘 걸린다. 그래서 일반적으로 특별히 아팠던 기억이 없더라도 대부분의 사람은 이 바이러스에 대한 항체가 있다. 그러나 'EA-D IgG 항체 검사'라고도 불리는 이 검사에서 수치가 높게 나오면, 면역 체계가 이 바이러스의 활동을 막는 능력이 약화되어 현재 바이러스가 재활성화된 상태로 증식하고 있다고 봐야 한다.

다발성 면역 유형을 위한 혈액 검사

1. **C-반응성단백(CRP) 검사:** 전반적인 염증 여부를 확인할 수 있는 좋은 검사 중 하나다. 고감도 C-반응성단백 검사도 있는데, 혈관 속 염증 수치를 더 민감하게 측정하므로 표준 검사

보다 유용하다. 보통 염증을 유발하는 사이토카인인 인터류킨 6(IL-6)의 수치를 측정한다. **정상 수치: 3.0mg/L 미만.**

2. **당화혈색소(헤모글로빈A1c)와 공복 인슐린 검사:** 일반 혈당 검사로는 혈중 포도당 농도가 검사 받을 당시에는 정상으로 나올 수 있지만, 정확하다고 볼 수 없다. 그래서 1년에 두세 차례 검사를 받아 평균 혈당 수치를 확인하는 것이 정확하다. 공복 인슐린 검사는 한 단계 더 정밀한 검사다. 혈당 수치가 정상이더라도 공복 인슐린 수치가 높다면 췌장이 혈당을 계속 낮추기 위해 과도하게 일하며 인슐린을 뿜어낸다는 의미다. 이 두 가지 검사 모두 쉽게 받을 수 있다. **정상 수치: 당화혈색소(헤모글로빈A1c)의 경우 5.7 미만, 공복 인슐린의 경우 3~8uIU/mL.**

3. **산화 LDL 검사:** 수치가 높게 나오면 콜레스테롤 입자가 손상을 입었거나 산화되었다는 말이다. 산화 LDL은 혈관 염증을 유발하기 때문에 일반적으로 심근경색과 관상동맥질환을 예측할 수 있는 좋은 검사다. **정상 수치: 60U/L 미만.**

과활동성 면역 유형을 위한 혈액 검사

과활동성 면역 유형 검사는 보통 Th2 지배의 신호를 알아보는 검사가 주를 이룬다. 다음과 같은 검사로 알 수 있다.

1. **호산구 수치 검사:** 보통 일반 혈액 검사로 측정한다. 수치가 기준보다 높다면 알레르기 또는 기생충 감염의 신호일 수 있다. 3% 이상은 정상 수치를 벗어난 수준이다.

2. **면역글로불린E 항체 검사:** 면역글로불린E(IgE)의 수치가 높다는 것은 항상 과활동성 면역 유형과 연관성이 있다. 정상 수치: 114kU/L 미만.

3. **기생충 검사:** 모든 기생충이 장 속에 머물러 있는 것은 아니어서 감염되었어도 대변검사에서 발견되지 않는 경우가 많다. 이 검사에서 기생충이 발견되었다면 신체가 Th2 지배로 변화했다는 사실을 알 수 있다.

대변 검사에서는 무엇을 알 수 있을까?

대변 검사에서 확인할 수 있는 정보는 검사실마다 정말 다양하다. 보통 큰 검사실에서는 위나선균, 살모넬라균, 클로스트리듐 디피실리균, 기생충 같은 박테리아성 감염과 몇 가지 바이러스를 알아보는 검사를 한다. 그러나 일부 전문 검사실에서는 한 번의 검사로 더 종합적 결과를 내서 환자의 상태를 자세히 알려주기도 한다. 대변검사에서 알 수 있는 사항을 소개한다.

- 장에 얼마나 염증이 있는가
- 지방, 단백질, 탄수화물을 잘 소화하는가
- 장 속에 유익한 박테리아는 얼마나 많은지, 그리고 종류는 어떠한가
- 얼마나 많은 병원균성 박테리아와 기생충이 있는가

이 검사는 장의 전반적인 건강을 세밀하게 분석한다. 그래서 면역 건강의 균형을 찾으려는 당신에게 정말 중요한 정보를 알려준다.

판단 오류 면역 유형을 위한 혈액 검사

1. **전체혈구검사**(CBC): 약한 면역 유형을 위한 검사에서도 말했지만, 이 검사는 간단하지만 정말 많은 정보를 알려준다. Th17 활동이 증가했다는 것은 호중구 수치가 높다는 것이며, 호중구는 항상 조직 손상과 관련이 있다.

2. **비타민D**(25-hydroxyvitaminD) **검사:** 비타민D는 아주 중요한 면역 조절자이며, 비타민D 결핍은 자가면역질환과 관련이 있다. 최적의 건강을 생각한다면 50~80ng/ml 정도로 유지해야 한다. 병원에서 하는 일반적인 검사는 정상 수치 범위를 30~100nm/ml로 넓게 잡기 때문에 정상이라는 말을 자주 듣고는 한다. 30에 가까운 수치는 뼈 건강의 측면에서는 '충분'할 수 있지만, 면역 건강을 최적화하려면 더 높은 수치를 목표로 잡아야 한다. 바이러스성 감염 예방과 관련한 연구에 따르면, 비타민D 수치는 항상 높게 유지할 필요가 있다.

   사실상 낮은 비타민D 수치는 인플루엔자와 코로나바이러스 감염병에 걸렸을 때 높은 치사율과 상관관계가 있다.[2] 비타민D를 너무 많이 섭취하면 과잉의 위험이 있지만 흔한 경우는 아니다. 8주 동안 복용해 보고 그 후에 수치를 검사해서 적당하게 유지되는지 확인해 보자.

3. **C-반응성단백**(CRP) **검사:** 나는 다발성 면역 유형처럼 판단 오류 면역 유형의 CRP 수치도 항상 확인한다. Th17세포와 파괴적인 사이토카인인 인터류킨6(IL-6)의 활동이 늘면 이 수치도

함께 올라가기 때문이다. 검사 결과를 보면 염증 수치를 어느 정도 예측할 수 있다.

4. 일반적인 자가항체 검사: 나는 아래의 몇 가지 항체 검사를 진행한다. 보통 증상이 나타나기 몇 년 전부터 수치의 변화가 생긴다.

- **항핵항체(ANA) 검사:** 항핵항체는 자기 세포핵을 공격하는 항체로, 혈액 내 항핵항체의 존재를 검사한다. 루푸스와 같은 자가면역질환일 경우 수치가 높게 나온다.

- **갑상선 페록시다아제 항체(anti-TPO)와 갑상선 글로불린 항체(anti-TG) 검사:** 갑상선 페록시다아제 항체와 갑상선 글로불린 항체는 자가면역성 갑상선질환이 생기면 수치가 올라간다.

- **셀리악병 항체 검사:** 항조직 트랜스글루타미나제 항체(tTG-IgA), 정량적 면역글로불린A(Total IgA), 근내막 항체(EMA-IgA), 총 IgA, 총 IgG 수치를 확인하는 검사다. 만약 IgA와 IgG 총 수치가 낮다면, 면역 결핍이 있는 사실을 알 수 있다. 일반 셀리악 검사나 감염 검사보다 훨씬 정확한 결과가 나온다.

- **바이러스 항체 검사:** 판단 오류 면역 유형은 엡스타인-바 바이러스EBV, 단순포진바이러스HSV, 거대세포바이러스CMV 같은 헤르페스과에 속하는 바이러스에 대한 항체 수치가 높게 나올 수 있다. 높은 수치는 계속해서 염증성 반응을 유발할 것이다.

5. IgG 식품 과민성 검사와 대변배양검사: 1차 병원에서는 잘 하지 않는 검사다. 하지만 기능의학 전문가를 찾아가면 받을 수 있기도 하다. 자가면역질환이 있는 환자는 장누수 증상과 여러

가지 식품 과민성을 가지고 있을 가능성이 크다. 그러니 민감한 음식을 알아내고 자제하는 것이 중요하다. 이런 음식은 염증을 일으키는 연료만 될 뿐이다. 마지막으로 종합적인 대변검사는 장 속 염증 상태를 알 수 있다. 그리고 정상 세균총을 이루는 미생물의 종류와 기생충, 위나선균같이 장 속에 숨어 있는 병원성 세균 감염 여부도 확인할 수 있다. 이런 감염은 질환을 유발하고 증상을 지속시키는 데 큰 영향을 준다.

위에서 소개한 검사들은 모두 상태를 확인하는 데 많은 도움이 된다. 하지만 확실히 해두고 싶은 점은, 당신이 면역 불균형을 해결할 여러 방법을 적용하기 전에 단순히 궁금해서 이 모든 검사를 받을 필요는 없다는 것이다. 여기 기록해 놓은 검사는 큰 병원에 가면 대부분 받을 수 있지만, 일부 검사는 특별한 곳에서만 가능하고 의료보험 적용이 안 되는 것도 있다.

면역 회복 계획을 실천하면서 드는 궁금증 해소하기

면역 회복 계획을 시작하면 여러 문제에 봉착하게 된다. 계획 자체에 문제가 있을 수도 있고 동기부여의 문제가 생길 수도 있다. 많은 환자를 도우면서 쌓은 경험을 바탕으로 당신이 겪을 수 있는 몇 가지 보편적인 문제와 최고의 해결방안을 함께 마련해 두었다!

도중에 하기 싫어지면 어떻게 할까?

당신이 면역 회복 계획을 완수하는 데 문제를 겪는다면 해결 방법
이 몇 가지 있다. 분명 변화는 힘들다. 특히 음식같이 단시간에 안정을
주는 것들을 바꾸기가 매우 어렵다. 습관이란 아주 깊숙이 자리 잡고
있어서 바꾸려 들면 부담스럽거나 불안감마저 생길 수도 있다. 첫 30
일간의 계획을 완수하는 데 문제가 있다면 다음 방법을 실행해 보자.

- **친구를 동참시키기:** 친구와 함께하면 좀 더 의욕이 생기고 훨씬
  재미도 있다. 게다가 당신이 사랑하는 사람의 건강마저 좋아지
  게 돕는 일이 아닌가!
- **건강 관리사의 도움 받기:** 건강 관리사health coach는 동기부여
  를 해주고 과제를 꾸준히 수행하도록 돕는다. 그러나 반드시 공
  인된 자격증을 가지고 있고 오랜 훈련을 받은 전문가라야 한다.
  최근에는 전화나 온라인으로도 코치를 받을 수 있어서 장소에
  구애받지 않고 자신에게 잘 맞는 강사를 만날 수 있다.
- **'이유'를 적어 보기:** 당신이 이 책을 선택한 이유가 있을 것이다.
  어쩌면 감기가 유행할 때마다 걸리는 것이 지긋지긋해졌을지도
  모르고, 자가면역 증상으로 매일 고통을 겪고 있을지도 모른다.
  알레르기가 너무 심해서 이사까지 고려하고 있을지도 모른다.
  이유가 무엇이든 간에 이 계획을 진행하게 된 이유를 써 보고 일

주일에 한 번씩 읽어 보자. 동기부여도 되고 꾸준히 해나갈 힘을
다시 얻게 될 것이다!

자신의 면역 유형이 정확한지 확신이 없다면 어떻게 할까?

우선 면역 유형 테스트를 다시 해 보라고 권하고 싶다. 최대한 솔
직하게 답해 보자. 유명한 곳의 검사실을 찾아가 보면 더 많은 정보
를 얻을 수도 있다. 5~9장에 나오는 권장 사항을 모두 적용해 볼 수
도 있다. 면역 유형에 상관없이 도움이 되는 방법들이다. 아니면 자
신의 면역 유형에 맞는 보충제를 한번 먹어 보자. 60일이 지나도 나
아지는 느낌이 없다면 건강 전문가를 찾아가 더 자세하게 의논해 보
는 것도 좋다.

면역 유형 계획을 시작한 이후로 증상이 더 악화된 것 같은 느낌이 들면 어떻게 할까?

증상이 호전되기 전에 더 나빠지는 듯한 느낌이 들 수 있다. 여기
에는 몇 가지 이유가 있겠지만 설탕, 밀가루, 유제품, 카페인이 들어
있는 식품을 제외할 때 정말 완전히 제외한 것이 아닐 수도 있으니
확인해 보자. 보통 며칠에서 일주일 정도는 약간의 가려움, 자극, 피
곤함을 느낄 수 있고 설탕이나 기존에 먹던 음식에 대한 욕구가 강
해질지도 모른다. 충분히 정상적인 반응이니 괜찮다! 통증, 심해진
위장 증세, 심해진 기존 증상(특히 만성 질환 증상) 등이 나타난다면 문
제로 봐야 한다. 이런 증상이 나타나면 일단 모든 보충제 복용을 중

단하고 의사와 상담해 본다.

보충제에 대한 확신이 들지 않는다면 어떻게 할까?

보충제, 건강보조식품은 최근 들어서 더 많은 관심을 얻고 있다. 그리고 이런 산업에 종사하는 사람 중에서는 건강을 보조하는 보충제를 만들기보다 돈을 벌어들이는 데 더 관심을 두는 이들도 분명 있을 것이다. 그렇지만 동시에 질 좋은 상품을 만들려고 노력하는 사람들도 있다. 나는 면역 유형의 균형을 다시 맞추는 과정에 보충제가 도움이 된다고 믿는다. 하지만 당신은 보충제를 먹지 않기로 결심할 수 있다. 그렇다면 영양가 있는 음식을 골고루 많이 먹으면 된다. 과일과 채소도 충분히 먹자. 그러면 좋은 효과를 누릴 수 있을 것이다.

의사의 도움을 받기 힘든 경우라면 어떻게 할까?

영양과 생활 방식의 변화로는 건강에 어떠한 영향도 주지 못한다고 말하는 의사는 여전히 많다. 당신이 다니는 병원에서도 이런 변화를 인정하지 않아서 계획 실행에 확신이 서지 않는다면 이 책 1장의 "반가운 소식! 면역은 선천성보다 후천성"이라는 제목의 부분을 다시 읽어 보자. 건강한 생활 방식이 질병을 예방하거나 증상을 완화한다는 통계를 다시 읽어 보자. 훌륭한 의사라면 더 건강한 생활 습관으로 바꾸려는 당신의 노력을 지지할 것이다. 그렇지 않다면 다른 의사를 찾아보자!

30일간 첫 단계를 완수했다면, 이제 무엇을 할까?

기분이 어떤가? 30일 동안 나쁜 습관을 바꾸고 새로운 습관을 받아들이는 일을 잘 완수한 자신의 어깨를 두드려 주자. 이제 지금의 기분이 어떤지 평가해 보자. 에너지, 감정, 소화력, 다른 증상에서 어떠한 변화를 느꼈는가? 염증이 줄어든 기분이 드는가? 이번에는 도구 상자로 되돌아가서 이번 달에 할 새로운 방법을 각 영역에서 골라 보자. 하나라도 빠진 것이 없는지 잘 챙겨야 한다.

계획을 실행하기 전에 검사에서 비정상적인 결과가 나온 것이 있다면 60일 후에 다시 검사를 받아보자. 특히 비타민D 같은 보충제를 먹고 있다면 말이다. 여전히 염증, 알레르기, 자가면역질환, 다른 질환의 증상을 느낀다면 보충제 목록으로 돌아가서 최대 용량으로 복용하고 있는지 다시 확인하자. 보충제는 자신의 유형에 따라 1~2개 정도 더 추가해도 된다.

면역 유형 테스트를 다시 해서 얼마나 바뀌었는지 한번 확인해 보자. 사실 나는 당신이 굳이 테스트를 다시 할 필요도 없을 정도로 상태가 훨씬 호전되어 있기를 바란다. 그래서 에너지, 감정, 통증, 다른 증상 등을 포함해 전반적으로 건강이 좋아졌기를 바란다. 면역 회복 계획은 꾸준히 할 수 있도록 만들었기 때문에 이번에 완수했다고 해서 계획을 중단할 필요가 없다! 정기적으로 테스트를 해 보며 대표 유형이 변했는지 알아보고 계속해서 계획을 이어나가면 된다.

평생의 면역 균형에 대한 비밀

나는 몇 년간 이어진 연구와 배움과 경험의 정점이 될 이 책의 맺음말에 어떤 말을 남길지 아주 오랫동안 고심했다. 그리고 이렇게 정했다. 당신의 면역 체계는 끊임없이 변화하고 적응하기 때문에 무엇을 먹고, 얼마나 자고, 어떻게 운동하며, 어떻게 스트레스를 관리하는지에 따라 건강을 개선할 기회는 무궁무진하다. 당신이 염증이 있다고 느끼든, 알레르기나 자가면역질환이 있든, 항상 아프고 피곤하든 상관없이 면역 회복 계획을 따르면 자연스럽게 치료될 것이다.

이 책을 다 읽은 당신은 이제 면역 체계를 효율적으로 잘 움직이는 싸움 기계로 만들 수 있는 도구와 지식을 갖추었다. 어쩌면 이미 면역 회복 도구상자에서 몇 가지를 실행하면서 삶의 변화를 꾀하고 있을지도 모르겠다. 매일 밤 블루라이트 차단 안경을 쓰고, 커큐민을 복용하고, 30분씩 산책을 하고 올 것 같다. 감히 예상해 보건대, 아침 식사 때마다 녹색 채소도 함께 먹고 있지는 않을까. 어떤 방법을 선택했든 꾸준히 해 보자. 시간이 지나면 건강해진 면역 체계, 풍부한 에너지, 적은 염증, 통증 완화라는 엄청난 성과를 얻게 될 것이다.

이 책을 쓸 때 정한 주요 목표 중 하나가 바로 면역 체계를 쉽게 설명하는 것이었다. 일반인들에게는 매우 겁이 나는 주제일 수 있어서다. 사실 전문가들도 모든 해답을 가지고 있지 않다! 나는 우리 몸 곳곳에서 자신의 자리를 찾아가는 이 체계의 지능에 항상 감탄한다. 인간은 면역력의 비밀을 발견해 나가며 더 건강해지고 수명을 늘려가고 있다. 최근 몇 년간 발견된 몇 가지만 읊어 보자면, 우선 뇌를 보호하는 새로운 종류의 대식세포를 들 수 있다. 이 세포는 알츠하이머병을 예방하는 데 도움을 준다고 한다. 나노 기술을 이용해 면역관용을 늘리고 음식 알레르기를 줄이는 방법이 개발되기도 했다. 기록적인 속도로 세계를 휩쓸고 있는 코로나바이러스를 가라앉힐 mRNA 방식의 백신 개발도 있다. 이것 말고도 우리는 감정 상태, 어린 시절의 양육 상태, 사회적 관계란 요소가 어떤 식으로 회복력과 면역 체계에 영향을 주는지를 연구했고 많은 성과를 얻었다. 특히 사회가 격변하고 혼란이 가중되는 때에 감정과 환경, 스트레스와 건강의 관계를 이해하는 것은 건강을 유지하는 데 매우 중요하다.

과학자들과 시민들은 모두 기후변화, 인구 성장, 동물의 서식지 파괴, 환경 독소가 면역 건강에 미치는 영향을 이해하려고 노력해야 한다. '새로운' 바이러스는 인간에게 알려지지 않았을 뿐, 수백 년간 지구 어딘가의 숙주 속에서 살아가며 아주 느린 속도로 복제하거나 변이를 거듭하고 있다. 그러다 환경이 변화하면 파급 효과가 일어나 그 바이러스를 마주하게 되는 것이다. 광범위한 환경 오염은 앞에서도 말했지만, 면역 체계의 성장과 기능 방식을 변화시킨다.

심지어 몇 세대 전에 일어난 환경적 요소로 촉발된 조상의 변화를 후대가 물려받기도 한다. 신체는 생태계의 변화나 외부 위협에 최대한 적응하려고 하지만 그 속도가 빠르지 못하다. 진화론적 적응은 보통 수천 년 정도 걸리는데, 현재의 환경 변화는 속도가 너무 빨라 따라가기에 벅찰 정도다. 당신을 우울하게 만들려고 이런 이야기를 하는 것은 아니다. 단지 면역 체계가 우리 몸 안팎에서 벌어지는 변화에 계속 영향을 받고 있다는 사실을 이해시키고 싶었다. 면역 체계는 새로운 환경을 끊임없이 학습해 나갈 엄청난 능력을 갖추고 있고, 우리가 새로운 도전을 받을 때마다 계속해서 학습하고 적응해 나갈 것이다. 이런 면역 체계를 위해 우리도 항상 지지를 보내고 때로는 보호도 하면서 함께 나아가야 하지 않겠는가?

나는 당신에게 자신의 건강에 책임을 질 힘과 희망을 주고 싶다. 지금 자신의 건강 상태에 얼마나 좌절하고 있는지와 상관없이 말이다. 면역 체계는 너무 복잡해서 어쩌면 당신의 힘만으로는 제대로 통제하지 못할 것 같다는 생각이 들지도 모른다. 일부 의사들은 환자들에게 약을 처방받아야 하는 상황과 그런 건강 상태일 수밖에 없음을 운명처럼 받아들이라고 말하기도 한다. 그런 이야기를 듣고 왔다는 환자를 만나면 정말 화가 난다. 이런 의사들의 말은 절대 사실이 아니다. 환자에게 얼마나 모진 말인가. 개인적으로 그런 의사는 새로운 것을 배우는 데 의욕과 의무가 부족한 것 아닌가 하는 생각마저 든다. 우리는 고정관념에서 벗어나야 하고 20년 전에나 통했던 접근법에만 의지해서는 안 된다. 우리가 고정관념에 갇혀 살았다면 어떻게 우리 삶을 변화시킨 스마트폰, 공유경제, 핀테크, AI 기타 여러 선진 기술을 개발할 수 있었겠는가?

나도 현대 약을 매우 신뢰한다. 하지만 인간이 가진 치유력을 희생하면서까지 써야 한다고 생각하진 않는다. 켈리 터너Kelly Turner 박사가 쓴《왜 불치병은 호전되는가Radical Remission》는 수백 명의 의사와, 전통적인 치료법 실패 후 모든 역경을 헤치고 마침내 암을 극복하고 살아남은 환자들의 인터뷰가 담긴 책이다. 터너 박사는 암을 극복한 사람들에게서 다음과 같은 비슷한 특징과 습관이 있음을 발견한다.

1. 식단을 조정했다.

2. 건강을 스스로 통제했다.

3. 직감을 믿고 따랐다.

4. 허브와 보충제를 먹었다.

5. 억압된 감정을 풀었다.

6. 긍정적인 감정을 키웠다.

7. 사회적 지지를 수용했다.

8. 내면의 건강한 힘을 길렀다.

9. 삶에 대한 강한 열망이 있었다.

나는 당신이 면역 체계를 더 깊이 이해하고, 자신의 면역 유형을 통해 약한 부분과 강한 부분을 알았기를 바란다. 그리고 맞춤 계획으로 면역 체계를 가꾸고, 보호하고, 진정시키고, 강화하고, 방향을 조절하여 당신이 오랫동안 건강하기를 바란다.

참고문헌

1장

1. CDC. Heart Disease Facts. Centers for Disease Control and Prevention. Published September 8, 2020. Accessed April 25, 2021. https://www.cdc.gov/heartdisease/facts.htm.

2. Centers for Disease Control and Prevention. National Diabetes Statistics Report, 2020. Atlanta: Centers for Disease Control and Prevention, U.S. Dept of Health and Human Services, 2020.

3. https://www.cdc.gov/media/releases/2017/p0718-diabetes-report.html.

4. https://www.alz.org/alzheimers-dementia/facts-figures.

5. https://www.cdc.gov/nchs/data/hestat/obesity_adult_07_08/obesity_adult_07_08.pdf.

6. The State of Mental Health in America. Mental Health America. Accessed April 25, 2021. https://www.mhanational.org/issues/state-mental-health-america#Key.

7. Martin CB, Hales CM, Gu Q, Ogden CL. Prescription drug use in the United States, 2015-2016. NCHS Data Brief, no 334. Hyattsville, MD: National Center for Health Statistics. 2019.

8. Brody DJ, Gu Q. Antidepressant use among adults: United States, 2015-2018. NCHS Data Brief, no 377. Hyattsville, MD: National Center for Health Statistics. 2020.

9. Wongrakpanich S, Wongrakpanich A, Melhado K, Rangaswami J. A Comprehensive Review of Non-Steroidal Anti-Inflammatory Drug Use in the Elderly. Aging Dis. 2018; 9(1):143-150. Published 2018 Feb 1. doi:10.14336/AD.2017.0306.

10. Centers for Disease Control and Prevention. 2018 Annual Surveillance Report of Drug-Related Risks and Outcomes — United States. Surveillance Special Report. Centers for Disease Control and Prevention, U.S. Department of Health and Human Services. Published August 31, 2018.

11. Salami JA, Warraich H, Valero-Elizondo J, et al. National Trends in Statin Use and Expenditures in the US Adult Population from 2002 to 2013: Insights from the Medical Expenditure Panel Survey. JAMA Cardiol. 2017; 2(1):56-65. doi:10.1001/jamacardio.2016.4700.

12. https://medicine.wustl.edu/news/popular-heartburn-drugs-linked-to-fatal-heart-disease-chronic-kidney-disease-stomach-cancer/#:~:text =More%20than%2015%20million%20Americans%20have%20prescriptions%20for%20PPIs.

13. https://www.drugwatch.com/featured/is-your-heartburn-drug-necessary/#:~:text=PPIs%20come%20with%20rare%20but,even%20when%20they%20shouldn't.

14. Strachan DP. Hay fever, hygiene, and household size. BMJ. 1989; 299(6710):1259-1260. doi:10.1136/bmj.299.6710.1259.

15. https://www.hsph.harvard.edu/news/hsph-in-the-news/doctors-nutrition-education/#:~:text=%E2%80%9CTod ay%2C%20most%20medical%20sch ools%20in,in%20nutrition%2C%20it's%20a%20scandal.

16. http://www.imperial.ac.uk/news/177778/eating-more-fruits-vegetables-prevent-millions/.

17. Liu YZ, Wang YX, Jiang CL. Inflammation: The Common Pathway of Stress-Related Diseases. Front Hum Neurosci. 2017; 11:316. Published 2017 Jun 20. doi:10.3389/fnhum.2017.00316.

18. Yang Q, Zhang Z, Gregg EW, Flanders WD, Merritt R, Hu FB. Added sugar intake and cardiovascular diseases mortality among US adults. JAMA Intern Med. 2014;174(4):516-524. doi:10.1001/jamainternmed.2013.13563.

19. Moling O, Gandini L. Sugar and the Mosaic of Autoimmunity. Am J Case Rep. 2019; 20:1364-1368. Published 2019 Sep 15. doi:10.12659/AJCR.915703.

20. Prossegger J, Huber D, Grafetstatter C, et al. Winter Exercise Reduces Allergic Airway Inflammation: A Randomized Controlled Study. Int J Environ Res Public Health. 2019; 16(11):2040. Published 2019 Jun 8. doi:10.3390/ijerph16112040.

3장

1. Micha R, Mozaffarian D. Saturated fat and cardiometabolic risk factors, coronary

heart disease, stroke, and diabetes: a fresh look at the evidence. Lipids. 2010; 45(10):893–905. doi:10.1007/s11745-010-3393-4.

2. Falconer CL, Cooper AR, Walhin JP, et al. Sedentary time and markers of inflammation in people with newly diagnosed type 2 diabetes. Nutr Metab Cardiovasc Dis. 2014; 24(9):956–962. doi:10.1016/j.numecd.2014.03.009.

3. Roivainen M, Viik-Kajander M, Palosuo T, et al. Infections, inflammation, and the risk of coronary heart disease. Circulation. 2000; 101(3):252–257. doi:10.1161/01.cir.101.3.252.

4. Pothineni NVK, Subramany S, Kuriakose K, Shirazi LF, Romeo F, Shah PK, Mehta JL. Infections, atherosclerosis, and coronary heart disease, European Heart Journal, 2017; 38(43) :3195–3201. https://doi.org/10.1093/eurheartj/ehx362.

5. Rose NR. Infection, mimics, and autoimmune disease. J Clin Invest. 2001; 107(8):943–944. doi:10.1172/JCI12673.

6. Cunningham MW. Pathogenesis of Group A Streptococcal Infections. Clinical Microbiology Reviews Jul 2000, 13 (3) 470–511. doi: 10.1128/CMR.13.3.470.

7. James JA, Robertson JM. Lupus and Epstein-Barr. Curr Opin Rheumatol.2012; 24(4):383–388. doi:10.1097/BOR.0b013e3283535801.

8. Singh SK, Girschick HJ. Lyme borreliosis: from infection to autoimmunity. Clin Microbiol Infect. 2004; 10(7):598–614. doi:10.1111/j.1469-0691.2004.00895.x.

9. Kalish RA, Leong JM, Steere AC. Association of treatment-resistant chronic Lyme arthritis with HLA-DR4 and antibody reactivity to OspA and OspB of Borrelia burgdorferi. Infect Immun. 1993; 61(7):2774–2779.doi:10.1128/IAI.61.7.2774-2779.1993.

10. Wang EY, Mao T, Klein J, et al. Diverse Functional Autoantibodies in Patients with COVID-19. Preprint. medRxiv. 2020; 2020.12.10.20247205. Published 2020 Dec 12. doi:10.1101/2020.12.10.20247205.

11. Rubin R. As Their Numbers Grow, COVID-19 "Long Haulers" Stump Experts. JAMA. 2020; 324(14):1381–1383. doi:10.1001/jama.2020.17709.

12. Martinez-Lopez N, Tarabra E, Toledo M,

et al. System-wide Benefits of Intermeal Fasting by Autophagy. Cell Metab. 2017; 26(6):856-871.e5.doi:10.1016/j.cmet.2017.09.020.

4장

1. Weaver CT, Harrington LE, Mangan PR, Gavrieli M, Murphy KM. Th17: an effector CD4 T cell lineage with regulatory T cell ties. Immunity. 2006 Jun; 24(6):677–88. doi: 10.1016/j.immuni.2006.06.002. PMID: 16782025.

2. Tesmer LA, Lundy SK, Sarkar S, Fox DA. Th17 cells in human disease. Immunol Rev. 2008; 223:87–113. doi:10.1111/j.1600-065X.2008.00628.x.

3. Yasuda K, Takeuchi Y, Hirota K. The pathogenicity of Th17 cells in autoimmune diseases. Semin Immunopathol. 2019 May; 41(3):283–297. doi: 10.1007/s00281-019-00733-8. Epub 2019 Mar 19. Erratum in: Semin Immunopathol. 2019 Apr 29. PMID: 30891627.

5장

1. Provencio I, Jiang G, De Grip WJ, Hayes WP, Rollag MD. Melanopsin: An opsin in melanophores, brain, and eye. Proc Natl Acad Sci USA. 1998; 95(1):340–345. doi:10.1073/pnas.95.1.340.

2. Gradisar M, Wolfson AR, Harvey AG, Hale L, Rosenberg R, Czeisler CA. The sleep and technology use of Americans: findings from the National Sleep Foundation's 2011 Sleep in America poll. J Clin Sleep Med. 2013; 9(12):1291–1299. Published 2013 Dec 15. doi:10.5664/jcsm.3272.

3. Chang AM, Aeschbach D, Duffy JF, Czeisler CA. Evening use of light-emitting eReaders negatively affects sleep, circadian timing, and next-morning alertness. Proc Natl Acad Sci USA. 2015; 112(4):1232–1237. doi:10.1073/pnas.1418490112.

4. Mullington J, Korth C, Hermann DM, et al. Dose-dependent effects of endotoxin on human sleep. Am J Physiol Regul Integr Comp Physiol. 2000; 278(4):R947–R955. doi:10.1152/ajpregu.2000.278.4.R947.

5. Spiegel K, Leproult R, Van Cauter E. Impact of sleep debt on metabolic and endocrine function. Lancet. 1999; 354(9188):1435–1439. doi:10.1016/S0140-6736(99)01376-8.

6. Knutson KL. Impact of sleep and sleep loss on glucose homeostasis and appetite regulation. Sleep Med Clin. 2007; 2(2):187–197. doi:10.1016/j.jsmc .2007.03.004.

7. Lange T, Perras B, Fehm HL, Born J. Sleep enhances the human antibody response to hepatitis A vaccination. Psychosom Med. 2003; 65(5):831–835. doi:10.1097/01.psy.0000091382.61178.f1.

8. Taylor DJ, Kelly K, Kohut ML, Song KS. Is Insomnia a Risk Factor for Decreased Influenza Vaccine Response?. Behav Sleep Med. 2017; 15(4):270–287. doi:10.1080/15402002.2015.1126596.

9. Cohen S, Doyle WJ, Alper CM, Janicki-Deverts D, Turner RB. Sleep habits and susceptibility to the common cold. Arch Intern Med. 2009; 169(1):62–67. doi:10.1001/archinternmed.2008.505.

10. Collins KP, Geller DA, Antoni M, et al. Sleep duration is associated with survival in advanced cancer patients. Sleep Med. 2017; 32:208–212. doi:10.1016/j.sleep.2016.06.041.

11. Irwin M, McClintick J, Costlow C, Fortner M, White J, Gillin JC. Partial night sleep deprivation reduces natural killer and cellular immune responses in humans. FASEB J. 1996; 10(5):643–653. doi:10.1096/fasebj.10.5.8621064.

12. Haghayegh S, Khoshnevis S, Smolensky MH, Diller KR, Castriotta RJ. Before-bedtime passive body heating by warm shower or bath to improve sleep: A systematic review and meta-analysis. Sleep Med Rev. 2019; 46:124–135. doi:10.1016/j.smrv.2019.04.008.

13. Shechter A, Kim EW, St-Onge MP, Westwood AJ. Blocking nocturnal blue light for insomnia: A randomized controlled trial. J Psychiatr Res. 2018; 96:196–202. doi:10.1016/j.jpsychires.2017.10.015.

6장

1. Dhabhar FS. Effects of stress on immune function: the good, the bad, and the beautiful. Immunol Res. 2014; 58(2–3):193–210. doi:10.1007/s12026-014-8517-0.

2. Edwards KM, Burns VE, Reynolds T, Carroll D, Drayson M, Ring C. Acute stress exposure prior to influenza vaccination enhances antibody response in women. Brain Behav Immun. 2006; 20(2):159–168. doi:10.1016/j.bbi .2005 .07 .001.

3. Campbell JP, Turner JE. Debunking the Myth of Exercise-Induced Immune Suppression: Redefining the Impact of Exercise on Immunological Health Across the Lifespan. Front Immunol. 2018; 9:648. Published 2018 Apr 16. doi:10.3389/fimmu.2018.00648.

4. da Silveira MP, da Silva Fagundes KK, Bizuti MR, Starck E, Rossi RC, de Resende E Silva DT. Physical exercise as a tool to help the immune system against COVID-19: an integrative review of the current literature. Clin Exp Med. 2021; 21(1):15–28. doi:10.1007/s10238-020-00650-3.

5. Chandola T, Brunner E, Marmot M. Chronic stress at work and the metabolic syndrome: prospective study. BMJ. 2006; 332(7540):521–525. doi:10.1136/bmj.38693.435301.80.

6. Kivimaki M, Kawachi I. Work Stress as a Risk Factor for Cardiovascular Disease. Curr Cardiol Rep. 2015; 17(9):630. doi:10.1007/s11886-015-0630-8.

7. Saul AN, Oberyszyn TM, Daugherty C, et al. Chronic stress and susceptibility to skin cancer. J Natl Cancer Inst. 2005; 97(23):1760–1767. doi:10.1093/jnci/dji401.

8. Bookwalter DB, Roenfeldt KA, LeardMann CA, et al. Posttraumatic stress disorder and risk of selected autoimmune diseases among US military personnel. BMC Psychiatry 20, 23 (2020). https://doi.org/10.1186/s12888-020-2432-9.

9. Dube SR, Fairweather D, Pearson WS, Felitti VJ, Anda RF, Croft JB. Cumulative childhood stress and autoimmune diseases in adults. Psychosom Med. 2009; 71(2):243–250. doi:10.1097/PSY.0b013e3181907888.

10. Haluza D, Schonbauer R, Cervinka R. Green perspectives for public health: a narrative review on the physiological effects of experiencing outdoor nature. Int J Environ Res Public Health. 2014; 11(5):5445–5461. Published 2014 May 19. doi:10.3390/ijerph110505445.

11. Anderson T, Lane AR, Hackney AC. Cortisol and testosterone dynamics following exhaustive endurance exercise. Eur J Appl Physiol. 2016 Aug; 116(8):1503–

9. doi: 10.1007/s00421-016-3406-y. Epub 2016 Jun 4. PMID: 27262888.

12. Li Y, Pham V, Bui M, et al. Rhodiola rosea L.: an herb with anti-stress, anti-aging, and immunostimulating properties for cancer chemoprevention. Curr Pharmacol Rep. 2017; 3(6):384–395. doi:10.1007/s40495-017-0106-1.

13. Cicero AF, Derosa G, Brillante R, Bernardi R, Nascetti S, Gaddi A. Effects of Siberian ginseng (Eleutherococcus senticosus maxim) on elderly quality of life: a randomized clinical trial. Arch Gerontol Geriatr Suppl. 2004; (9):69–73. doi:10.1016/j.archger.2004.04.012.

7장

1. Vighi G, Marcucci F, Sensi L, Di Cara G, Frati F. Allergy and the gastrointestinal system. Clin Exp Immunol. 2008; 153 Suppl 1(Suppl 1):3–6. doi:10.1111/j.1365-2249.2008.03713.x.

2. Sender R, Fuchs S, Milo R. Revised Estimates for the Number of Human and Bacteria Cells in the Body. PLoS Biol. 2016; 14(8):e1002533. Published 2016 Aug 19. doi:10.1371/journal.pbio.1002533.

3. Tamburini S, Shen N, Wu H., et al. The microbiome in early life: implications for health outcomes. Nat Med 22, 713–722 (2016). https://doi.org/10.1038/nm.4142.

4. Ege MJ. The Hygiene Hypothesis in the Age of the Microbiome. Ann Am Thorac Soc. 2017; 14(Supplement_5):S348-S353. doi:10.1513/AnnalsATS.201702-139AW.

5. Devkota S, Wang Y, Musch MW, et al. Dietary-fat-induced taurocholic acid promotes pathobiont expansion and colitis in Il10-/- mice. Nature.2012; 487(7405):104–108. doi:10.1038/nature11225.

6. Yue B, Luo X, Yu Z, Mani S, Wang Z, Dou W. Inflammatory Bowel Disease: A Potential Result from the Collusion between Gut Microbiota and Mucosal Immune System. Microorganisms. 2019; 7(10):440. Published 2019 Oct 11. doi:10.3390/microorganisms7100440.

7. Gill T, Asquith M, Rosenbaum JT, Colbert RA. The intestinal microbiome in spondyloarthritis. Curr Opin Rheumatol. 2015; 27(4):319–325. doi:10.1097/BOR.0000000000000187.

8. Codoner FM, Ramirez-Bosca A, Climent E, et al. Gut microbial composition in patients with psoriasis. Sci Rep. 2018; 8(1):3812. Published 2018 Feb 28. doi:10.1038/s41598-018-22125-y.

9. Jin M, Qian Z, Yin J, Xu W, Zhou X. The role of intestinal microbiota in cardiovascular disease. J Cell Mol Med. 2019; 23(4):2343–2350. doi:10.1111/jcmm.14195.

10. Fasano A. Zonulin and its regulation of intestinal barrier function: the biological door to inflammation, autoimmunity, and cancer. Physiol Rev. 2011; 91(1):151–175. doi:10.1152/physrev.00003.2008.

11. Quagliani D, Felt-Gunderson P. Closing America's fiber intake gap: communication strategies from a food and fiber summit. Am J Lifestyle Med. 2016; 11(1):80–85. Published 2016 Jul 7. doi:10.1177/1559827615588079.

12. Mesnage R, Teixeira M, Mandrioli D, et al. Use of shotgun metagenomics and metabolomics to evaluate the impact of glyphosate or Roundup MON52276 on the gut microbiota and serum metabolome of Sprague-Dawley rats. Environ Health Perspect. 2021; 129(1):17005. doi:10.1289/EHP6990.

13. Hemarajata P, Versalovic J. Effects of probiotics on gut microbiota: mechanisms of intestinal immunomodulation and neuromodulation. Therap Adv Gastroenterol. 2013; 6(1):39–51. doi:10.1177/1756283X12459294.

8장

1. Thompson PA, Khatami M, Baglole CJ, et al. Environmental immune disruptors, inflammation and cancer risk. Carcinogenesis. 2015; 36 Suppl 1(Suppl 1): S232–S253. doi:10.1093/carcin/bgv038.

2. Dietert RR, Etzel RA, Chen D, et al. Workshop to identify critical windows of exposure for children's health: immune and respiratory systems work group summary. Environ Health Perspect. 2000; 108 Suppl 3(Suppl 3):483–490. doi:10.1289/ehp.00108s3483.

3. Winans B, Humble MC, Lawrence BP. Environmental toxicants and the developing immune system: a missing link in the global battle against infectious disease? Reprod Toxicol. 2011; 31(3):327–

336. doi:10.1016/j.reprotox.2010.09.004.

4. Braun KM, Cornish T, Valm A, Cundiff J, Pauly JL, Fan S. Immunotoxicology of cigarette smoke condensates: suppression of macrophage responsiveness to interferon gamma. Toxicol Appl Pharmacol. 1998 Apr; 149(2): 136v43. doi:10.1006/taap.1997.8346. PMID: 9571981.

5. Stevens EA, Mezrich JD, Bradfield CA. The aryl hydrocarbon receptor: a perspective on potential roles in the immune system. Immunology. 2009;127(3):299–311. doi:10.1111/j.1365-2567.2009.03054.x.

6. Robinson L, Miller R. The impact of bisphenol A and phthalates on allergy, asthma, and immune function: a review of latest findings. Curr Environ Health Rep. 2015; 2(4):379–387. doi:10.1007/s40572-015-0066-8.

7. Le Magueresse-Battistoni B, Vidal H, Naville D. Environmental pollutants and metabolic disorders: the multi-exposure scenario of life. Front Endocrinol(Lausanne). 2018; 9:582. Published 2018 Oct 2. doi:10.3389/fendo.2018.00582.

8. Sobel ES, Gianini J, Butfiloski EJ, Croker BP, Schiffenbauer J, Roberts SM. Acceleration of autoimmunity by organochlorine pesticides in (NZB xNZW)F1 mice. Environ Health Perspect. 2005 Mar; 113(3):323–8. doi:10.1289/ehp.7347. PMID: 15743722; PMCID: PMC1253759.

9. Cooper GS, Wither J, Bernatsky S, et al. Occupational and environmental exposures and risk of systemic lupus erythematosus: silica, sunlight, solvents. Rheumatology (Oxford). 2010; 49(11):2172–2180. doi:10.1093/rheumatology/keq214.

10. Blake BE, Fenton SE. Early life exposure to per- and polyfluoroalkyl substances(PFAS) and latent health outcomes: A review including the placenta as a target tissue and possible driver of peri- and postnatal effects. Toxicology.2020; 443:152565. doi:10.1016/j.tox.2020.152565.

11. Mon Monograph: Perfluorooctanoic Acid or Perfluorooctane Sulfonate; Sept. 2016. National Toxicology Program US Department of Health and Human Services.

12. Domingo JL, Nadal M. Human exposure to per- and polyfluoroalkyl substances(PFAS) through drinking water: A review of the recent scientific literature. Environ Res. 2019 Oct; 177:108648. doi: 10.1016/j.envres.2019.108648. Epub 2019 Aug 12. PMID: 31421451.

13. Vojdani A, Pollard KM, Campbell AW. Environmental triggers and autoimmunity. Autoimmune Dis. 2014; 2014:798029. doi:10.1155/2014/798029.

14. Overexposed. Environmental Working Group. Accessed April 25, 2021. https://www.ewg.org/research/overexposed-organophosphate-insecticides-childrens-food.

15. Polonikov A. Endogenous Deficiency of Glutathione as the Most Likely Cause of Serious Manifestations and Death in COVID-19 Patients. ACS Infect Dis. 2020; 6(7):1558–1562. doi:10.1021/acsinfecdis.0c00288.

16. Uchikawa T, Kumamoto Y, Maruyama I, Kumamoto S, Ando Y, Yasutake A. The enhanced elimination of tissue methylmercury in Parachlorella beijerinckii-fed mice. Journal of Toxicological Sciences. 2011; 36(1):121–126.

9장

1. Obukhov AG, Stevens BR, Prasad R, Li Calzi S, Boulton ME, Raizada MK, Oudit GY, Grant MB. SARS-CoV-2 infections and ACE2: Clinical outcomes linked with increased morbidity and mortality in individuals with diabetes. Diabetes. 2020 Sep; 69(9):1875–1886. doi: 10.2337/dbi20-0019. Epub 2020 Jul 15. PMID: 32669391; PMCID: PMC7458035.

2. Wu D. Green tea EGCG, T-cell function, and T-cell-mediated autoimmuneen cephalomyelitis. J Investig Med. 2016 Dec; 64(8):1213–1219. doi:10.1136/jim-2016-000158. Epub 2016 Aug 16. PMID: 27531904.

3. Chaplin A, Carpene C, Mercader J. Resveratrol, metabolic syndrome, and gut microbiota. Nutrients. 2018; 10(11):1651. Published 2018 Nov 3. doi:10.3390/nu10111651.

4. Hemila H, de Man AME. Vitamin C and COVID-19. Front Med (Lausanne).2021; 7:559811. Published 2021 Jan 18. doi:10.3389/fmed.2020.559811.

5. de Melo AF, Homem-de-Mello M. High-dose intravenous vitamin C may help in cytokine storm in severe SARS-CoV-2 infection. Critical Care.2020; 24(1). doi:10.1186/s13054-020-03228-3.

6. Kalayci O, Besler T, Kilinc K, Sekerel BE, Saraclar Y. Serum levels of antioxidant vitamins (alpha tocopherol, beta carotene, and ascorbic acid) in children with bronchial asthma. Turk J Pediatr. 2000 Jan–Mar; 42(1):17-21.PMID: 10731863.

7. Leung WC, Hessel S, Meplan C, Flint J, Oberhauser V, Tourniaire F, Hesketh JE, von Lintig J, Lietz G. Two common single nucleotide polymorphisms in the gene encoding beta-carotene 15,15'-monoxygenase alter beta-carotene metabolism in female volunteers. FASEB J. 2009 Apr; 23(4):1041–53. doi: 10.1096/fj.08-121962. Epub 2008 Dec 22. PMID: 19103647.

8. Omeed Sizar, Swapnil Khare, Amandeep Goyal, Pankaj Bansal, Givler A. Vitamin D deficiency. Published January 3, 2021. https://www.ncbi.nlm.nih.gov/books/NBK532266/.

9. Garland CF, Kim JJ, Mohr SB, et al. Meta-analysis of all-cause mortality according to serum 25-hydroxyvitamin D. Am J Public Health. 2014; 104(8):e43-e50. doi:10.2105/AJPH.2014.302034.

10. Pierrot-Deseilligny C, Souberbielle JC. Contribution of vitamin D insufficiency to the pathogenesis of multiple sclerosis. Ther Adv Neurol Disord. 2013; 6(2):81-116. doi:10.1177/1756285612473513.

11. Bhutta ZA. Vitamin D reduces respiratory tract infections frequency. J Pediatrics. 2017; 186:209–212. doi:10.1016/j.jpeds.2017.04.021.

12. Rao G, Rowland K. PURLs: Zinc for the common cold — not if, but when. J Fam Pract. 2011; 60(11):669-671.

13. Murphy EJ, Masterson C, Rezoagli E, et al. β-lucan extracts from the same edible shiitake mushroom Lentinus edodes produce differential in-vitro immunomodulatory and pulmonary cytoprotective effects — Implications for coronavirus disease (COVID-19) immunotherapies. Sci Total Environ. 2020; 732:139330. doi:10.1016/j.scitotenv.2020.139330.

14. Guggenheim AG, Wright KM, Zwickey HL. Immune modulation from five major mushrooms: Application to integrative oncology. Integr Med(Encinitas). 2014; 13(1):32–44.

15. Wachtel-Galor S, Yuen J, Buswell JA, et al. Ganoderma lucidum (Lingzhi or Reishi): A medicinal mushroom. In: Benzie IFF, Wachtel-Galor S, editors. Herbal Medicine: Biomolecular and Clinical Aspects. 2nd edition. Boca Raton (FL): CRC Press/Taylor & Francis; 2011. Chapter 9. Available from: https://www.ncbi.nlm.nih.gov/books/NBK92757/?report=classic.

16. Burge K, Gunasekaran A, Eckert J, Chaaban H. Curcumin and intestinal inflammatory diseases: Molecular mechanisms of protection. Int J Mol Sci. 2019; 20(8):1912. Published 2019 Apr 18. doi:10.3390/ijms20081912.

17. Ajith TA, Nivitha V, Usha S. Zingiber officinale Roscoe alone and in combination with alpha-tocopherol protect the kidney against cisplatin-induced acute renal failure. Food Chem Toxicol. 2007 Jun; 45(6):921-7. doi: 10.1016/j.fct.2006.11.014. Epub 2006 Nov 29. PMID: 17210214.

18. Karuppiah P, Rajaram S. Antibacterial effect of Allium sativum cloves and Zingiber officinale rhizomes against multiple-drug resistant clinical pathogens. Asian Pac J Trop Biomed. 2012; 2(8):597–601. doi:10.1016/S2221-1691(12)60104-X.

19. Lopez-Chillon MT, Carazo-Diaz C, Prieto-Merino D, Zafrilla P, Moreno DA, Villano D. Effects of long-term consumption of broccoli sprouts on inflammatory markers in overweight subjects. Clin Nutr. 2019 Apr; 38(2):745–752. doi: 10.1016/j.clnu.2018.03.006. Epub 2018 Mar 13. PMID: 29573889.

10장

1. Guggenheim AG, Wright KM, Zwickey HL. Immune modulation from five major mushrooms: Application to integrative oncology. Integr Med(Encinitas). 2014; 13(1):32–44.

2. Riede L, Grube B, Gruenwald J. Larch arabinogalactan effects on reducing incidence of upper respiratory infections. Curr Med Res Opin. 2013; 29(3):251–8. doi: 10.1185/03007995.2013.765837.

3. Kunnumakkara AB, Bordoloi D, Padmavathi G, et al. Curcumin, the golden nutraceutical: multitargeting for multiple chronic diseases. Br J Pharmacol. 2017; 174(11):1325–1348. doi:10.1111/bph.13621.

4. Ramirez-Garza SL, Laveriano-Santos EP, Marhuenda-Munoz M, et al. Health effects of resveratrol: Results from human intervention trials. Nutrients. 2018; 10(12):1892. Published 2018 Dec 3. doi:10.3390/nu10121892.

5. Movahed A, Nabipour I, Lieben Louis X, et al. Antihyperglycemic effects of short term resveratrol supplementation in type 2 diabetic patients. Evid Based Complement Alternat Med. 2013; 2013:851267. doi:10.1155/2013/851267.

6. Yin J, Xing H, Ye J. Efficacy of berberine in patients with type 2 diabetes mellitus. Metabolism. 2008; 57(5):712–717. doi:10.1016/j.metabol.2008.01.013.

7. Takano H, Osakabe N, Sanbongi C, et al. Extract of Perilla frutescens enriched for rosmarinic acid, a polyphenolic phytochemical, inhibits seasonal allergic rhinoconjunctivitis in humans. Experimental Biology and Medicine.2004; 229(3):247–254.

8. Bakhshaee M, Mohammad Pour AH, Esmaeili M, et al. Efficacy of supportive therapy of allergic rhinitis by stinging nettle (Urtica dioica) root extract: A randomized, double-blind, placebo-controlled, clinical trial. Iran J Pharm Res. 2017; 16(Suppl):112–118.

9. Chandrasekaran A, Molparia B, Akhtar E, et al. The autoimmune protocol diet modifies intestinal RNA expression in inflammatory bowel disease. Crohns Colitis 360. 2019; 1(3):otz016. doi:10.1093/crocol/otz016.

10. Kadry MO. Liposomal glutathione as a promising candidate for immunological rheumatoid arthritis therapy. Heliyon. 2019; 5(7):e02162. Published 2019 Jul 27. doi:10.1016/j.heliyon.2019.e02162.

11. Cascao R, Fonseca JE, Moita LF. Celastrol: A spectrum of treatment opportunities in chronic diseases. Front Med (Lausanne). 2017 Jun 15; 4:69. doi:10.3389/fmed.2017.00069. PMID: 28664158; PMCID: PMC5471334.

12. Wang HL, Jiang Q, Feng XH, et al. Tripterygium wilfordii Hook F versus conventional synthetic disease-modifying anti-rheumatic drugs as monotherapy for rheumatoid arthritis: a systematic review and network meta-analysis. BMC Complement Altern Med. 2016; 16:215. Published 2016 Jul 13. doi:10.1186/s12906-016-1194-x.

13. Baek SY, Lee J, Lee DG, et al. Ursolic acid ameliorates autoimmune arthritis via suppression of Th17 and B cell differentiation. Acta Pharmacol Sin. 2014; 35(9):1177–1187. doi:10.1038/aps.2014.58.

11장

1. Strindhall J, Nilsson BO, Lofgren S, et al. No Immune Risk Profile among individuals who reach 100 years of age: findings from the Swedish NONA immune longitudinal study. Exp Gerontol. 2007; 42(8):753–761. doi:10.1016/j.exger.2007.05.001.

2. Grant WB, Lahore H, McDonnell SL, et al. Evidence that Vitamin D supplementation could reduce risk of influenza and COVID-19 infections and deaths. Nutrients. 2020; 12(4):988. Published 2020 Apr 2. doi:10.3390/nu12040988.

면역의 모든 것

1판 1쇄 2022년 6월 24일 발행

지은이 · 헤더 모데이
옮긴이 · 최영은
펴낸이 · 김정주
펴낸곳 · ㈜대성 Korea.com
본부장 · 김은경
기획편집 · 이향숙, 김현경
디자인 · 문 용
영업마케팅 · 조남웅
경영지원 · 공유정, 신순영

등록 · 제300-2003-82호
주소 · 서울시 용산구 후암로 57길 57 (동자동) ㈜대성
대표전화 · (02) 6959-3140 | **팩스** · (02) 6959-3144
홈페이지 · www.daesungbook.com | **전자우편** · daesungbooks@korea.com

ISBN 979-11-90488-03-7 (03510)
이 책의 가격은 뒤표지에 있습니다.